DESCRIPTION DES PARASITES

ÉTIOLOGIE ET PATHOGÉNIE

DE LA

DIARRHÉE DE COCHINCHINE

ET DES

AFFECTIONS PARASITAIRES DU TUBE DIGESTIF

PAR

M. DOUNON

DOCTEUR MÉDECIN DE LA FACULTÉ DE PARIS,
MÉDECIN DE 1re CLASSE DE LA MARINE,
MEMBRE TITULAIRE DE LA SOCIÉTÉ DE MÉDECINE PUBLIQUE ET D'HYGIÈNE
PROFESSIONNELLE,
MEMBRE CORRESPONDANT DE LA SOCIÉTÉ D'HORTICULTURE
DE NICE ET DES ALPES-MARITIMES.

———◦◦◊◦◦———

TOULON

TYPOGRAPHIE L. LAURENT, RUE NATIONALE, 49

—

1877

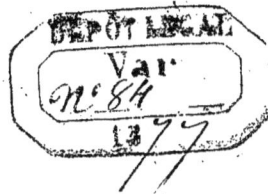

DE LA

DIARRHÉE DE COCHINCHINE

ET DES

AFFECTIONS PARASITAIRES

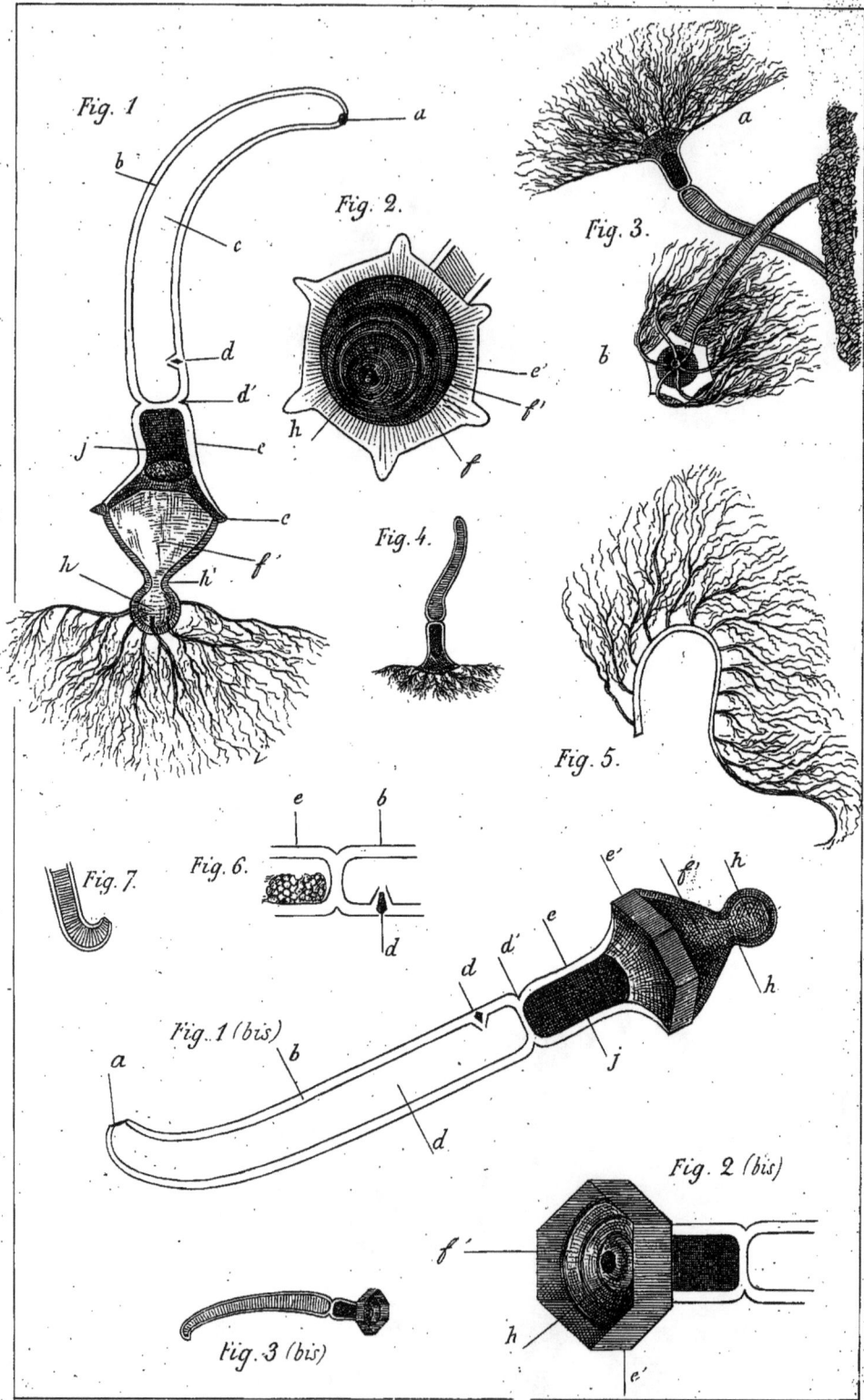

Fig. 1.

Fig. 2.

Fig. 3.

Fig. 4.

Fig. 5.

Fig. 6.

Fig. 7.

Fig. 1 (bis)

Fig. 2 (bis)

Fig. 3 (bis)

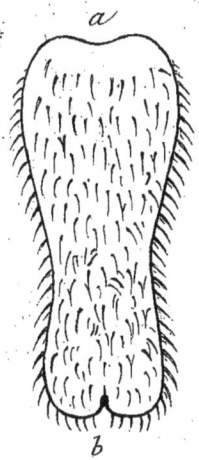

Fig. 8.

_a_

_b_

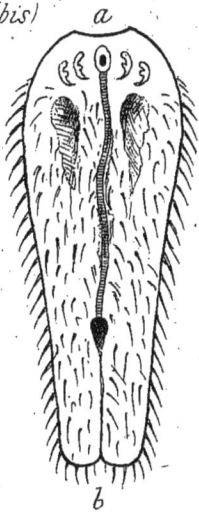

Fig. 8 (bis)

_a_

_b_

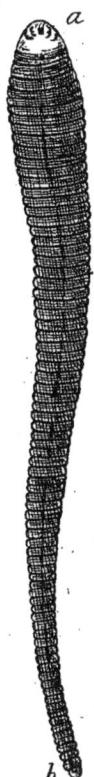

Fig. 9

_a_

_b_

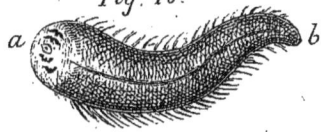

Fig. 10.

_a_ _b_

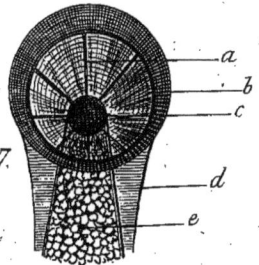

12

Fig. 11

13

14

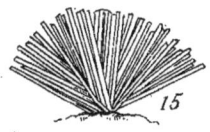

15

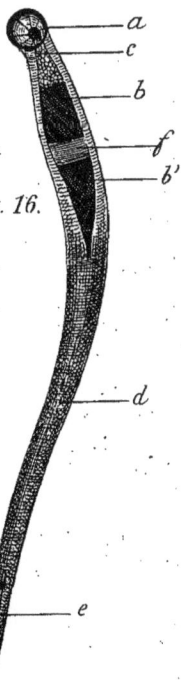

_a_
_c_
_b_
_f_
_b'_

Fig. 16.

_d_

_e_

_i_

_d_
_b_
_c_
_a_
_i_
_d'_
_a'_
_b'_
_e_
_f_
_g_

Fig. 17.

_a_
_b_
_c_
_d_
_e_

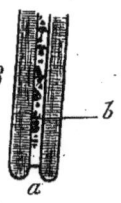

Fig. 18.

_b_

_a_

4 (bis).

LÉGENDE

Les organes de l'ankylostome étant complétement identiques dans les deux sexes, les lettres qui les désignent sont les mêmes dans toutes les figures où ils sont représentés.

Fig. 1, 2, 3, 4, 5, 6, 7, 1 *bis*, 2 *bis*, 3 *bis*. — *Ankylostomes mâle et femelle.*

    a. Orifice buccal.
    b. Paroi du tube digestif.
    c. Cavité de ce tube.
    d. Orifice anal.
    d'. Cloison de séparation des portions digestive et génitale.
    e. Paroi du tube de l'entonnoir.
    e'. Rebord du pavillon de l'entonnoir.
    f. Plateau du pavillon chez le mâle.
    f'. Membrane incluse, fig. 2, 2 *bis;* déployée, fig. 1, 1 *bis.*
    h. Génitophore, mâle et femelle.
    h'. Etranglement qui sépare la membrane plissée du génitophore.
    i. Rameaux arborescents chez le mâle.

Fig. 1. Corps du mâle entier avec ses rameaux et sa membrane déployés.

Fig. 2. Cavité du pavillon de l'entonnoir chez le mâle, les rameaux ont été supprimés pour mieux la montrer.

Fig. 3. Deux ankylostomes mâles fixés sur un fragment de muqueuse.

Fig. 4. Ankylostome mâle jeune.

Fig. 5. Rameau isolé du mâle.

Fig. 6. Détails des parties qui avoisinent la cloison.

Fig. 7. Partie buccale de la portion digestive.

Fig. 1 *bis*. Corps entier de la femelle avec la membrane déployée.

Fig. 2 *bis*. Cavité du pavillon de l'entonnoir chez la femelle.

Fig. 3 *bis*. Femelle jeune.

Fig. 4 *bis*. Figure schématique destinée à démontrer le mode suivant lequel se font les mouvements de la membrane. Elle représente la portion génitale du corps d'une femelle.

    a. Membrane en éversion.
    a'. Membrane en inversion avec ses plis.

bb'. Génitophore.

c. Orifice de communication.

dd'. Vulve.

e. Paroi du tube de l'entonnoir.

f. Ovaire, concave supérieurement.

g. Cloison de séparation des portions génitale et digestive.

i. Ligne circulaire d'insertion de la membrane sur laquelle elle oscille pour passer d'une position à l'autre.

Fig. 8, 8 *bis*, 9, 10. — *Linguatules.*

Fig. 8. Linguatule femelle, vue par la face dorsale, raccourcie et arrondie à l'extrémité inférieure par la contraction musculaire.

Fig. 8 *bis*. Linguatule femelle vue par la face antérieure, ventrale.

Fig. 9. Linguatule mâle.

Fig. 10. Linguatule jeune asexué.

   a. Extrémité antérieure.

   b. Extrémité postérieure correspondant à l'anus, dans les fig. 9 et 10, et à la vulve, dans les fig. 8 et 8 *bis*.

Fig. 11, 12, 13, 14, 15. — *Microphytes vibrionniens.* (Leurs diverses formes dans les selles des dyssentériques.)

Fig. 16, 17, 18. — *Strongle sanguisuga.*

Fig. 16. Corps entier.

   a. Ventouse.

   bb'. Estomac : portion sanguine de son contenu.

   c. Portion fécale.

   f. Portion vide.

   d. Portion opaque du corps.

   e. Tube digestif à l'extrémité postérieure contenant des granulations pigmentaires.

   i. Anus.

Fig. 17. Détails de la tête.

   a. Arcs-boutants de la ventouse.

   b. Cercle cartilagineux.

   c. Orifice buccal.

   d. Paroi de l'estomac.

   e. Portion fécale du contenu de l'estomac.

Fig. 18. Détails de la queue.

   a. Anus.

   b. Rectum contenant des granulations pigmentaires du sang en amas irréguliers.

DESCRIPTION DES PARASITES

ÉTIOLOGIE ET PATHOGÉNIE

DE LA

DIARRHÉE DE COCHINCHINE

ET DES

AFFECTIONS PARASITAIRES DU TUBE DIGESTIF

PAR

M. DOUNON

DOCTEUR MÉDECIN DE LA FACULTÉ DE PARIS,
MÉDECIN DE 1ʳᵉ CLASSE DE LA MARINE,
MEMBRE TITULAIRE DE LA SOCIÉTÉ DE MÉDECINE PUBLIQUE ET D'HYGIÈNE
PROFESSIONNELLE,
MEMBRE CORRESPONDANT DE LA SOCIÉTÉ D'HORTICULTURE
DE NICE ET DES ALPES-MARITIMES.

———o◦❀◦o———

TOULON

TYPOGRAPHIE L. LAURENT, RUE NATIONALE, 49

—

1877

DIARRHÉE DE COCHINCHINE

ET DES

AFFECTIONS PARASITAIRES

❧⟡❧

DESCRIPTION DES PARASITES

Avant de chercher à démontrer que la diarrhée de Cochinchine est de nature parasitaire, et qu'elle est due essentiellement
à la présence de divers animaux qui vivent et se fixent sur la
paroi intestinale, je crois devoir d'abord faire connaître ces divers
parasites et en donner la description.

Pour les étudier on examine les selles soit à l'œil nu, soit au
microscope et, quoique leur présence soit loin d'être constante,
on arrive toujours après plusieurs examens à en découvrir.

Parmi les parasites que l'on trouve dans la diarrhée de Cochinchine la plupart sont déjà connus, tels sont les anguillules,
les tricocéphales, les ténias. D'autres sont aussi connus, mais
n'ont pas encore été signalés dans cette affection, tels sont les
linguatules. Enfin il s'y trouve une espèce d'ankylostome que
j'ai découverte et que j'appellerai ankylostome dyssentérique.
Les affections qui reconnaissent la même cause essentielle que
la diarrhée de Cochinchine présentent aussi des parasites ; les
diarrhées ou dyssenteries vermineuses sont occasionnées par les
oxyures, les ascarides, les ténias ou par les vers de fruits comme

j'en ai cité un cas. Mais il est une affection qui n'est généralement pas considérée comme parasitaire et qui l'est cependant, c'est la diarrhée d'Afrique ; j'y ai trouvé un parasite excessivement remarquable que je décrirai plus loin.

Les anguillules stercoralis et intestinalis, reconnues par M. Normand, ont été si bien décrites par M. Bavay, pharmacien professeur de la marine, que je ne m'arrêterai pas à en parler ; mes confrères n'ont rien laissé à faire à cet égard. Comme M. Normand je crois que l'anguillule est le parasite essentiel, fondamental de cette affection. Il n'est pas le seul à occasionner la diarrhée de Cochinchine, mais son importance étiologique prime certainement celle de tous les autres.

Je n'ai rien à dire des ténias, sinon que leur présence me paraît beaucoup plus rare qu'on pourrait le croire. Pour ma part je n'ai vu que très-rarement des anneaux ou des œufs de cet helminthe. Le tricocéphale par contre me paraît très-fréquent ; dans à peu près vingt cas sur cent, j'ai trouvé de ses œufs dans les déjections.

Quant aux linguatules, elles sont bien décrites dans les ouvrages d'histoire naturelle et je me bornerai à signaler leur présence ; je n'ai reproduit les figures ci-jointes, 8, 8 *bis*, 9, 10, dessinées à la chambre claire, que pour montrer les espèces que j'ai observées et pour vaincre les doutes qui auraient pu surgir, dans certains esprits, sur la valeur d'une simple affirmation.

Je décrirai au contraire avec beaucoup de détails l'espèce inconnue que j'ai nommée ankylostome dyssentérique. Je lui ai donné ce nom parce que ses caractères la rapprochent de l'ankylostome duodenal. Les animaux de cette famille, que les Allemands confondent avec celle des strongles, présentent les signes distinctifs suivants : corps allongé, arrondi, présentant une courbure à une de ses extrémités, ce qui leur a valu leur nom ; orifice buccal corné, muni de dents aiguës ; organes génitaux du mâle en forme de pavillon, renfermant un pénis en spicule; couleur jaunâtre ou rougeâtre de la partie postérieure du corps. Ces animaux sont vivipares ; ils habitent généralement des milieux liquides, tels que la cavité intestinale ; là ils se fixent par leur bouche, sucent et déchirent la muqueuse et absorbent le sang qu'ils ont ainsi tiré.

L'espèce que j'ai découverte ne présente pas tous les caractères réunis de ce genre ; la courbe que fait le corps, au lieu d'être du côté de l'anus, se trouve du côté de la bouche, celle-ci ne paraît pas être armée de dents ; la femelle a un pavillon génital comme le mâle. Mais à côté de ces différences il y a tant de caractères communs que je me crois parfaitement autorisé à la ranger dans le genre ankylostome.

Le corps de cet animal a $0^{mm}25$ de l'orifice buccal au bord du pavillon génital. Quand les appendices rameux qui en partent sont complétement renversés à l'extérieur, il a $0^{mm}4$ de longueur. Sa largeur au niveau du tube digestif est de $0^{mm}02$; au niveau du pavillon elle est de $0^{mm}04$.

Il est naturellement divisé en deux portions qui diffèrent nonseulement par la forme, mais par la couleur ; une, antérieure, allongée, portion digestive; la postérieure, renflée, portion génitale ; la première est blanche, transparente ; la deuxième, jaune et opaque ; ces deux portions sont séparées par une cloison transversale.

La portion antérieure figure un cylindre qui s'atténue insensiblement depuis la cloison jusqu'à l'orifice buccal (fig. 1 a). Cet orifice est orbiculaire; il est généralement très-difficile à voir, parce qu'il ne se met jamais de champ sous le microscope, à cause de la direction du corps. Il apparaît comme une tache ronde, dans laquelle on ne découvre ni dents ni armature.

La direction de ce cylindre est d'abord à peu près rectiligne, mais du côté de l'extrémité libre il s'incurve peu à peu, puis à la fin il affecte chez beaucoup de sujets une courbure brusque, analogue à celle d'un hameçon.

Ce cylindre est creux ; vu de travers, il présente de chaque côté une paroi relativement très-épaisse, transparente, d'aspect corné, dont les contours résistent à une dessiccation prolongée (fig. 1 *b*). Son épaisseur est de 0mm 006. Le double contour de cette paroi est très-réfringent et apparaît comme une ligne noire très-prononcée.

Dans la cavité cylindrique du tube digestif on voit très-fréquemment des particules de forme arrondie ou irrégulière ; quelques-unes sont fortement colorées et d'autre au contraire ont un aspect jaunâtre, huileux et paraissent être de véritables gouttelettes de graisse. Ces dernières ne sont autre chose que des matières fécales qui ont pénétré par l'orifice buccal dans le tube digestif, lors du détachement de l'animal.

Cette cavité se termine en avant par une portion atténuée qui correspond à la bouche ; en arrière, par un cul-de-sac arrondi, très-régulier ; à ce niveau la paroi qui le constitue se continue sans ligne de démarcation avec la paroi correspondante de la portion génitale ; au niveau de l'adossement des deux parois, se voit, sur la paroi extérieure, une rigole circulaire de forme triangulaire (fig. 1, 1 *bis d'*) et qui sépare très-nettement les deux portions.

Un peu en avant du cul-de-sac on voit (fig. 1, 1 *bis d*) une saillie en forme de triangle à sommet tronqué. Les bords de ce triangle s'accusent par une ligne très-réfringente, le sommet est incolore et ne se distingue pas ; les deux côtés se prolongent jusqu'à la face interne de la paroi du tube. Au centre on voit manifestement une cavité un peu renflée en ampoule qui part du sommet et va, à la base du triangle, s'ouvrir au dehors en un point où il existe une perte de substance manifeste. Il n'est pas douteux que le canal central représente le rectum, et l'orifice situé sur la paroi l'ouverture anale.

La portion génitale n'est pas cylindrique comme la portion digestive, elle a exactement la forme d'un entonnoir dont le tube serait légèrement renflé du côté de la cloison et dont le pavillon serait très-évasé.

Comme dans l'entonnoir, on trouve à y considérer une extrémité antérieure rétrécie, qui correspond à la cloison, et une extrémité postérieure évasée ; une face interne et une face externe.

L'extrémité antérieure confine au tube digestif ; elle a la forme d'un cul-de-sac arrondi, adossé à celui de la portion digestive. Les deux culs-de-sac adossés constituent une cloison assez épaisse.

L'extrémité postérieure évasée a dans les deux sexes la forme d'un hexagone régulier ; elle se continue chez la femelle avec une membrane conique plissée dans la cavité de l'entonnoir ; chez le mâle, avec une sorte de plateau placé de champ, que je décrirai plus loin. Elle constitue l'ouverture évasée de l'entonnoir.

La face interne, cavité de l'entonnoir, correspond dans la portion tubulaire à l'ovaire et au testicule qui lui sont intimement appliqués ; dans la portion évasée, à la membrane plissée qui s'applique sur elle dans toute son étendue, au moins chez la femelle.

La face externe est conique, lisse ; chez le mâle, la régularité du cône continue jusqu'au rebord de la cavité de l'entonnoir ; chez la femelle au contraire elle présente, avant d'arriver à ce rebord, une bande large de $0^{mm} 002$ tout à fait semblable à la bande métallique qui couronne la partie supérieure de l'entonnoir ; comme dans cet objet, cette bande est parallèle à la direction de l'axe, mais au lieu d'être circulaire elle est divisée en six rectangles allongés et égaux (fig. 1 *bis*, 2 *bis e'*).

La paroi comprise entre ces deux faces est épaisse, réfringente, d'une teinte nacrée, blanchâtre, tout à fait semblable à celle du tube digestif ; elle a une apparence cornée ; elle résiste à la dessiccation ; elle part du cul-de-sac dont elle forme le fond, puis elle remonte le long de la portion tubulaire, où elle est un peu renflée, elle suit ensuite la portion évasée, où elle va en diminuant progressivement d'épaisseur jusqu'au rebord du pavillon.

La cavité de l'entonnoir est cylindrique, arrondie au cul-de-sac, dans la portion tubulaire ; elle est conique dans le pavillon et contient des organes que nous décrirons plus tard.

A partir du bord qui limite la face externe du pavillon, si on regarde dans sa cavité, on voit chez le mâle (fig. 1 f, 3) un plateau de couleur claire, placé de champ transversalement par rapport à l'axe du corps. Ce plateau présente une face interne, qui ne se voit pas du dehors, située du côté de la cavité de l'entonnoir ; une face externe lisse, jaune, en forme de bande circulaire ; un contour extérieur hexagonal, formé de six côtés égaux ; chacun de ces côtés présente une légère concavité en dedans et s'unit à celui qui le touche, en formant un angle saillant de 20 degrés dont le sommet représente une arête conique mousse.

Le contour intérieur représente très-exactement une circonférence incluse dans l'hexagone précédent, située à $0^{mm}001$ de la portion moyenne des côtés de l'hexagone ; il est très-régulier ; il limite une cavité arrondie, conique, obscure, et se continue à angle droit avec une membrane que j'appellerai plissée. Chez la femelle ce plateau n'existe pas ; à partir du rebord du pavillon on voit la membrane plissée, qui se continue avec lui, se réfléchir en dedans, redescendre le long de la face interne de la bande hexagonale sur laquelle elle est appliquée ; puis dans les deux sexes, elle s'étale au fond de la cavité du pavillon de l'entonnoir où elle présente trois plis circulaires, inclus les uns dans les autres, décroissant par conséquent de dehors en dedans. Dans l'intérieur du pli le plus interne on voit, dans les deux sexes, un corps arrondi, hémisphérique, mamelonné, et au centre de celui-ci un orifice arrondi, plus grand chez la femelle, où il est obscur et manifestement vide, c'est la vulve ; plus petit chez le mâle, où on y distingue un organe de forme conique, de couleur jaune, paraissant libre d'adhérences, c'est le pénis.

La membrane plissée, que l'on aperçoit à l'intérieur du pavillon, est un véritable feuillet à paroi assez épaisse (fig. *4 bis a,* *1 bis f'*), de forme conique, dont la base est insérée sur le rebord du pavillon, et dont le sommet se continue avec le corps hémisphérique que nous avons vu exister dans son pli le plus interne. Ce corps n'a cette apparence que parce qu'il est enfoncé dans le fond du cône creux qu'elle forme ; en réalité il est parfaitement sphérique ; je l'appellerai génitophore à cause des fonctions qu'il remplit dans la copulation.

Il présente une cavité arrondie en communication avec l'extérieur par l'orifice vulvaire chez la femelle, pénien chez le mâle ; avec la cavité de la membrane plissée, par un canal qui se trouve au centre du pédicule. Sa paroi est aussi épaisse que celle de la membrane plissée avec laquelle elle se continue, au niveau de l'étranglement (fig. *1, 1 bis h'*) qui les sépare.

La surface extérieure du génitophore chez la femelle est nue et présente seulement quelques saillies mamelonnées. Chez le mâle au contraire il donne insertion par sa circonférence équatoriale à des expansions rameuses très-remarquables ; les rameaux, au nombre de six, naissent par un tronc unique, qui émerge perpendiculairement de la surface externe du génitophore. Ce tronc, qui constitue l'axe du rameau, se prolonge jusqu'à l'extrémité opposée, il émet des ramifications par un seul de ses côtés. L'axe et les ramifications qui en émergent sont arrondis, jaunâtres et paraissent résistants ; ils vont di-

minuant progressivement de volume; leurs dernières divisions
tout en conservant la même couleur paraissent être molles et
comme gélatineuses. On n'y distingue aux plus forts grossissements aucune trace de structure.

Les rameaux présentent une direction et des contours très-
variables; ainsi dans la figure 3 *a* on les voit épanouis horizonta-
lement, rigides jusque dans leurs derniers ramuscules et formant
comme un éventail. Dans la figure 3 *b*, on voit qu'ils sont au
contraire repliés en arrière de la couronne du pavillon et comme
couchés le long du corps; dans la figure 1 ils sont encore épanouis, mais moins rigides, leur axe central présente des contours qui sont surtout prononcés dans la figure 5; tous ces
rameaux sont parfois réunis et rapprochés comme les baguettes
d'un fuseau.

Ainsi la membrane plissée qui s'insère au pourtour du pavillon est intimement liée au génitophore; dans ses mouvements
elle entraîne cet organe et, chez le mâle, les rameaux que nous
venons de décrire. Ces mouvements consistent en une sorte de
va-et-vient de la membrane entraînant ses appendices et qui lui
fait prendre deux positions bien distinctes : la position invaginée
et la position déployée. La figure 4 bis en donne une idée exacte.

Dans la première (fig. 4 *bis a*) la membrane s'applique par sa face interne contre la face interne du pavillon de
l'entonnoir; comme elle est plus étendue que cette dernière,
elle se plisse sur trois points différents : ces plis apparaissent
à l'extérieur dans le fond du pavillon. Dans le creux du cône
que forme sa face extérieure concave se trouve logé le génitophore (*b, b'*) mâle ou femelle qui est comme enchâssé. Son
orifice vulvaire ou pénien (*d, d'*) se trouve dans la cavité du
pavillon; l'orifice du canal pédiculaire vient au contraire s'appliquer directement contre la face postérieure concave de l'ovaire
ou du testicule suivant le sexe. Il y a donc communication di-

recte de la vulve et du pénis à l'ovaire et au testicule dans cette position, à travers la cavité du génitophore.

Dans la deuxième position ou position déployée, la membrane se déplisse complétement; elle entraîne au dehors avec elle le génitophore seul, chez la femelle, avec ses rameaux, chez le mâle. Alors elle représente un double cône creux. Il y a communication, de l'ovaire ou du testicule à la vulve et au pénis, à travers la cavité de ce double cône, le canal de communication du pédicule et la cavité du génitophore. Ces mouvements de déploiement et d'invagination ont pour base le point d'insertion circulaire de la membrane autour du rebord du pavillon et pour axe l'axe même du corps.

L'ovaire est un organe cylindrique long de 0^{mm} 05, large de 0^{mm} 003. Il est logé dans la cavité du tube de l'entonnoir, qu'il remplit complétement à l'état frais; à l'état sec, au contraire, cet organe se ratatine, diminue de volume, devient bossué et bilobé, et alors on lui reconnaît très-nettement une enveloppe distincte. C'est un véritable organe parenchymateux. Vu à travers la paroi du tube, il présente un grand nombre de lobules de dimensions variables, qui paraissent isolés les uns des autres et remplis de granulations réfringentes, ce sont les ovules. Du côté de la cloison il est arrondi comme le cul-de-sac où il est logé (fig. 1 *bis j*, 4 *bis f*); du côté opposé il se termine par une surface concave, démi-hémisphérique dans laquelle on voit des ovules qui paraissent faire une saillie plus ou moins grande. Il est difficile de savoir s'il est creusé d'un canal central, mais cependant il y a lieu de le croire. Ce canal servirait de matrice aux petits, et on expliquerait ainsi pourquoi chez les femelles le tube de l'entonnoir est quelquefois anormalement renflé.

Le testicule (fig. 1 *j*) a exactement la même forme et le même aspect, seulement les lobules sont beaucoup plus petits.

La connaissance de ces détails d'anatomie permet de se faire une idée très-exacte de la manière dont s'opère l'accouplement. Pendant le repos, l'appareil génital externe est à l'état d'inclusion; le génitophore mâle, dont l'orifice pédiculaire se trouve juste en face du testicule, reçoit sans doute le sperme sécrété et l'emmagasine. Le génitophore femelle, dans cette position, doit recevoir de l'ovaire le petit arrivé à son développement complet et le transporter à l'extérieur; au moment de la copulation le mâle saisit avec ses rameaux le génitophore de la femelle; par suite de cette traction exercée sur deux points mobiles, les deux membranes se rabattent; alors le mâle de ses rameaux glutineux embrasse et fixe la portion génitale du corps de la femelle; les deux génitophores sont solidement appliqués l'un contre l'autre; la vulve se trouve juste en face du pénis. Celui-ci, qui est très-probablement susceptible d'être projeté, pénètre dans l'orifice vulvaire et, par une contraction du réservoir mâle, projette le sperme dans le réservoir femelle, c'est-à-dire dans la cavité du génitophore. Il est très-probable que pendant l'acte du coït l'orifice de communication de cette cavité avec le double cône creux que forme la membrane doit être fermé pour que le sperme déposé dans le réservoir ne vienne pas s'y écouler. Aussitôt après la copulation la membrane de la femelle s'invagine dans la cavité de l'entonnoir, l'orifice pédiculaire du génitophore vient s'appliquer contre l'ovaire, il s'ouvre alors et verse dans sa cavité le sperme qu'il contient; les ovules sont ainsi fécondés.

Quant au mâle, après le coït, il cesse de fixer la femelle, il met aussi sa membrane dans la position invaginée et il recommence à accumuler le sperme dans son réservoir jusqu'à ce qu'il renouvelle le même acte.

Ces déplacements de la membrane sont incontestables, mais il est assez difficile d'expliquer quel est l'agent qui les produit.

On comprend bien que les rameaux du mâle, tirant sur l'organe femelle, puissent le déployer et se déployer eux-mêmes, mais quant au mécanisme de l'invagination il est fort obscur.

Je n'ai jamais pu suivre d'une façon certaine le développement des ovules fécondés; quelquefois, comme je l'ai dit, l'ovaire paraît anormalement renflé : cela porterait à croire que les petits se développent dans le corps de leur mère et ne sortent qu'après avoir acquis le développement nécessaire pour qu'ils puissent vivre dès leur naissance. Il y a du reste d'autres raisons pour admettre ce mode de génération; les animaux de cette famille sont généralement vivipares; en outre on trouve dans les selles, à côté des individus adultes, des sujets excessivement petits qui viennent probablement de naître et qui sont aussi complets que leurs parents; aucun des organes ne leur manque. Il est bien probable que, étant nés dans cet état, ils sont réellement nés vivants (fig. 4 et 3 *bis*).

Les mœurs de ces animaux sont les mêmes que celles de l'ankylostome duodenal. On les voit réunis en grand nombre sur un même point; les mâles paraissent plus rares que les femelles. Ils sont fixés sur la muqueuse par leur bouche, tandis que le reste du corps est couché plus ou moins obliquement. On voit à la figure 3 deux de ces animaux dont le corps flotte dans la cavité de l'intestin. Leur fixation est très-intime, on les voit rarement détachés, sans qu'ils entraînent à leur bouche un fragment qui appartient certainement à la muqueuse. On ne peut pas y reconnaître des éléments de celle-ci, parce qu'ils sont obscurcis tant par le sang qui y est infiltré et dont on retrouve les globules plus ou moins altérés, que par de nombreuses grannulations pigmentaires. Cet animal a le pouvoir, comme tous les parasites qui vivent dans l'intestin, d'exercer sur la muqueuse une aspiration énergique; le vide qu'elle produit a une puissance assez grande pour attirer le sang et déterminer la formation d'une véritable ecchymose.

Les ankylostomes ne présentent généralement aucun mouvement dans les selles où on les trouve éliminés. Ils ont cela de commun avec tous les parasites; leur élimination n'a lieu, en dehors de quelques circonstances accidentelles, que par leur mort. Je n'ai eu que rarement l'occasion de voir leurs rameaux exécuter quelques mouvements de balancement peu prononcés ; mais de ce qu'ils se trouvent sans mouvement dans les selles, on ne saurait conclure qu'ils n'en ont pas dans l'intestin. Les positions diverses que présentent les rameaux, leur rigidité plus ou moins grande qui révèle une sorte de contraction tétanique, l'inflexion de l'axe central, leur réunion en une sorte de fuseau, prouvent que ces animaux opèrent des mouvements, des déplacements qui ne peuvent être accidentels et qui sont dus bien certainement à la contraction musculaire.

Il est impossible de découvrir dans ces animaux des fibres et un système musculaire, mais on sait que la matière primitive dont se composent certains organismes est susceptible de se contracter; la matière des rameaux doit être formée d'une substance élémentaire analogue; du reste les mouvements quoique faibles que j'ai positivement constatés suffisent pour permettre d'affirmer que ces animaux ne sont pas privés du mouvement.

Il me serait assez difficile de dire quelle est exactement la fréquence de cet animal dans les selles; mais je ne crois pas m'écarter beaucoup de la vérité en disant qu'il s'y trouve dans quinze cas sur cent; sa présence m'a toujours paru coïncider avec un affaiblissement extrême, une prostration insolite, dont on ne peut trouver la raison dans la durée et l'intensité de la maladie dans les cas observés. J'attribue cela à ce que ces animaux, en suçant la muqueuse, déterminent

comme l'ankylostome duodénal des ecchymoses plus ou moins
étendues et soustraient ainsi une quantité considérable de sang.
Cette sorte d'hémorrhagie reproduite en un grand nombre de
points, car quand on les trouve, ces animaux sont très-nom-
breux, explique parfaitement la faiblesse des malades.

Le parasite que j'ai trouvé dans les selles d'un malade atteint
de diarrhée d'Afrique et qui en détermine sans doute la production se place, par ses caractères anatomiques, entre le genre
ankylostostome et le genre strongle proprement dit : il se rap-
proche du premier par la ventouse cornée qu'il présente à la
partie antérieure de son corps, par sa couleur jaunâtre ; du se-
cond, par sa forme arrondie, ses bords réfringents et par l'opacité de son parenchyme. Comme les ankylostomes, il se fixe sur
la paroi de l'intestin et en pompe le sang. De ces deux noms,
je préfère celui de strongle, parce qu'aujourd'hui ce mot est
plutôt une appellation générale, qu'un terme servant à dési-
gner un genre bien déterminé.

Le corps de cet animal présente une teinte jaunâtre, il est
manifestement arrondi ; il a une longueur de $0^{mm}25$ et une
largeur de $0^{mm}023$, au milieu du corps, au point où elle est
le plus considérable. De ce point il va s'atténuant, surtout en
arrière, du côté de l'extrémité caudale où il s'effile peu à peu
de façon à n'avoir plus que $0^{mm}005$ de largeur. En avant il
s'atténue, mais beaucoup moins qu'en arrière ; au niveau de la
bouche il a encore $0^{mm}012$; au niveau de la cupule il se ren-
fle un peu jusqu'au bord antérieur de celle-ci.

Le tube digestif est représenté par un canal complet qui va
de la cupule à l'extrémité caudale et présente les particularités
suivantes :

La bouche est parfaitement sphérique ; elle est ouverte et ne
présente ni dents ni aucune armature ; son bord parfaitement
net fait un angle obtus avec la face interne de la cupule ; elle se

trouve au sommet du cône que forme celle-ci, sa couleur foncée tranche nettement sur les parties environnantes (fig. 17 c).

La bouche se continue directement avec l'estomac. Il n'y a pas d'œsophage. Cet estomac a la forme d'une ellipse très-allongée, tronquée à son extrémité antérieure, très-pointue à son extrémité postérieure; sa longueur est de $0^{mm}08$, c'est-à-dire le tiers de la longueur du corps. Il part de la bouche, sous la forme d'un tube, plus foncé que les parties voisines, d'abord du même diamètre que l'orifice buccal, qui va ensuite s'élargissant successivement; il arrive alors à avoir $0^{mm}013$ d'épaisseur; il conserve ce calibre sur une longueur de $0^{mm}04$, puis en arrière de ce point il s'effile successivement et d'une façon régulière, jusqu'à n'avoir plus que $0^{mm}001$ (fig. 17·d).

Les parois, si elles existent, sont complétement invisibles; elles paraissent être uniquement constituées par le tissu du corps de l'animal qui, à ce niveau, ne présente ni épaississement ni aucune différence de texture. Ce tissu qui est, au niveau de la partie moyenne du corps, jaunâtre et opaque, est à la partie antérieure du corps, autour de l'estomac, transparent et blanchâtre; il accompagne ce viscère et lui forme une enveloppe de $0^{mm}002$. On n'y distingue, avec les plus forts grossissements, aucune trace de structure.

Le tube digestif se continue manifestement au milieu du corps et va d'une extrémité à l'autre; mais on le perd de vue à peu près vers la partie moyenne, où il est masqué par la substance opaque qui l'environne. On le retrouve dans le sixième postérieur du corps, sous la forme d'un canal arrondi, transparent, renfermant toujours des amas irréguliers de matière pigmentaire (fig. 18 b). Il se termine par un anus circulaire, qui vient s'ouvrir entre deux mamelons latéraux, arrondis, dans l'angle à sommet tronqué qu'ils laissent entre eux. Ces mamelons se retrouvent dans tous les individus que j'ai rencontrés.

A sa partie antérieure se trouve une cupule qui couronne en quelque sorte le corps de cet animal. Cette cupule figure un véritable cône creux à base antérieure et présente à considérer une base, un sommet et deux faces. La base est sphérique et elle est constituée par un cercle large de 0^{mm} 002 inséré obliquement sur la paroi du cône dans le sens de l'axe du corps. Ce cercle, qui constitue le rebord de la base du cône, est formé d'une substance opaque, résistante et d'un aspect hyalin tout à fait analogue à celui du cartilage ; ses bords sont très-réfringents (fig. 17 b).

Au sommet du cône se trouve l'orifice buccal dont j'ai déjà parlé, il a 0^{mm} 004, il est largement ouvert et permet de voir le commencement du tube stomacal. La paroi interne est formée d'un tissu très-analogue à celui du reste du corps, transparent ; elle présente des lignes radiées, foncées, bien nettes, qui partent du contour de la bouche et vont aboutir au cercle de la base. Ces lignes sont-elles des plis ? La chose est possible, mais ne me paraît pas probable ; elle me paraissent plutôt formées par des bâtonnets de substance plus résistante, hyaline, analogue à celle qui forme le cercle (fig. 17 a).

La face externe du cône se continue avec le tissu du corps, qui vient aboutir au bord inférieur du cercle de la base, en se renflant un peu.

Sur aucun de ces animaux je n'ai pu découvrir les organes génitaux ; ils ne sont certainement pas aux extrémités qui sont transparentes et où on ne manquerait pas de les voir, s'ils y existaient. Ils se trouvent très-probablement dans la portion moyenne du corps dont l'opacité les dissimule complétement à l'œil.

Cet animal ne présente jamais de mouvements dans les selles ; comme la plupart des autres parasites il ne s'élimine de la surface de la muqueuse que quand il est mort, et cela se comprendra encore mieux quand on connaîtra ses mœurs.

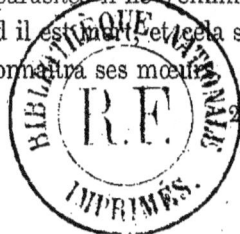

Il est certainement fixé sur la muqueuse intestinale. La preuve en est dans la disposition de la cupule qui termine son extrémité antérieure et dans la nature des matières que l'on trouve dans son tube digestif.

Quand l'animal fait le vide dans sa cupule pour attirer la muqueuse, les parois, si elles n'étaient pas résistantes, seraient déprimées en dedans et pourraient même s'appliquer l'une sur l'autre ; les bords se renverseraient aussi en dedans, de sorte que la plus grande partie de l'effort aspirateur serait dépensé à ce travail et l'aspiration de la muqueuse serait réduite à très-peu de chose. Pour éviter cette déperdition de force, la cupule est munie de plusieurs arcs-boutants, qui se rendent de la bouche à la base du cône, et qui donnent à cette paroi la rigidité nécessaire pour résister à la pression atmosphérique. En outre le bord est garni d'un petit cercle résistant qui permet une application complète du bord de la cupule et par suite une fermeture hermétique. De la sorte, la cupule représente une véritable ventouse dont toutes les parois sont rigides et où tout l'effort aspirateur s'exerce sur la muqueuse.

La disposition remarquable de cet appareil permet déjà d'affirmer que l'animal est fixé sur la paroi de l'intestin, qu'il produit le vide dans la ventouse et y attire la muqueuse. Mais ce n'est pas à cela que se borne son action, il pompe le sang et le fait pénétrer dans son tube digestif. En effet celui-ci contient du sang plus ou moins transformé dans toute son étendue ; si on examine la figure 16 on voit que l'estomac présente en avant une tranche conique qui part de la bouche et occupe le quart antérieur (fig. 16 c). Cette première tranche est d'un gris jaunâtre ; elle renferme des masses granulo-graisseuses ; puis vient une deuxième tranche très-foncée dont les bords sont droits et perpendiculaires à la paroi de l'estomac. Cette tranche est évidemment formée par un liquide. On constate sur ses bords libres une réfringence très-prononcée et un reflet rouge brun très-vif; elle est très-peu transparente, mais on voit cependant à travers une teinte rouge très-marquée (fig. 16 *b*).

Au-delà de cette deuxième tranche on en voit une troisième (fig. 16 *f*) qui paraît être vide, mais qui a cependant une teinte jaune rougeâtre, qui provient probablement de la couleur de la paroi de l'estomac, imprégnée du liquide qui se trouve au-dessus et au-dessous d'elle.

Enfin la quatrième tranche conique qui se continue avec le tube digestif est exactement semblable à la deuxième. Or ces deux tranches sont évidemment formées de sang plus ou moins décomposé. Ces liquides ne présentent pas de globules ou du moins on ne peut pas les voir, mais leur couleur est tellement analogue à celle du sang liquéfié, digéré en quelque sorte, qu'on ne saurait s'y méprendre. Du reste outre la constance de la présence du sang dans l'estomac de cet animal on a une preuve irrécusable qu'il se nourrit en effet du sang de l'homme. On ne peut suivre le tube digestif dans tout le temps moyen du corps, mais au delà, vers le sixième postérieur, on le découvre et on le voit sous la forme d'un tube très-mince, qui est vide dans certains points (fig. 18 *b*) et qui dans d'autres est comblé sur une étendue variable par des amas de substances noires, dans lesquelles le microscope reconnaît des granulations pigmentaires du sang. Il est évident que le sang ingéré dans l'estomac a subi, dans celui-ci et dans l'intestin, une digestion complète, les matières albuminoïdes ont été absorbées et le pigment qui n'est pas soluble, qui ne peut être pris par l'économie, est resté comme résidu et constitue uniquement les matières fécales de l'animal.

On pourrait m'objecter que la tranche antérieure que l'on voit dans l'estomac, celle qui est formée de matières granulo-graisseuses et qui se trouve précisément en avant de la portion noire sanguine, est réellement la portion alimentaire du bol et que cet animal ne se nourrit pas de sang, mais cette objection est facile à réfuter. D'abord cette substance est tout à fait semblable aux matières fécales du malade; c'est certainement la même matière qui compose les selles et son introduction dans le tube digestif s'explique facilement. Au moment même où l'animal est détaché soit par sa mort, soit par une cause mécanique quelconque, le vide existe dans sa ventouse. Or l'appel énergique qu'il fait ne pouvant plus s'exercer sur la muqueuse qui est détachée, se produit instantanément sur les liquides de l'intestin, c'est-à-dire sur les matières fécales que l'on trouve en effet, dans la première portion du tube digestif, exactement dans le point où elles doivent se trouver si mon explication est exacte; le vide produit par l'animal doit être assez énergique, car le liquide fécal pénètre dans la bouche qui, il est vrai, est ouverte, et gagne même le quart, le tiers et parfois la moitié de la cavité de l'estomac. On voit que le bol sanguin a été manifestement refoulé par cette colonne liquide, qui a pénétré brusquement.

Cette pénétration des matières fécales au moment où l'animal se sépare de la muqueuse est pleine d'enseignements pour la physiologie de cet animal.

Il est très-probable que leur introduction dans le tube digestif d'un animal qui se nourrit de sang doit lui être fatale et le tue aussitôt; cela expliquerait pourquoi on ne voit jamais ces animaux dans les selles que privés de vie. Il devient manifeste par cette expérience naturelle que l'animal est constamment fixé sur la muqueuse, et qu'il y exerce une aspiration énergique qui fait très-bien comprendre que le sang puisse transsuder à travers la muqueuse et arriver dans le tube digestif.

Cette soustraction de sang par cet animal, reproduite sur un grand nombre de points, rend compte de l'épuisement, de l'anémie et de la faiblesse, qui sont hors de proportion avec la durée de la maladie qui ne date que d'un mois.

Je nommerai cet animal strongylus sanguisuga ; cette dénomination aura l'avantage d'indiquer, en même temps que la famille à laquelle il appartient, la pathogénie de l'affection dans laquelle on le rencontre.

Les infusoires animaux·que l'on rencontre dans les selles sont relativement rares; on y voit des monades tels que ceux qui sont représentés à la figure 12.

Mais en revanche les *infusoires végétaux* y fourmillent littéralement. Le plus important de ces microphytes végétaux est certainement le vibrion dont on retrouve toutes les phases. La première forme sous laquelle il apparaît dans le mucus est celle de granules excessivement fins, visibles seulement aux plus forts grossissements, réguliers, doués d'un mouvement brownien très-vif qui permet de les reconnaître dans le milieu qui les contient.

Ces granules se réunissent ensuite en séries linéaires commençant par deux, trois, quatre granules. Arrivés à ce chiffre il en est qui présentent déjà des mouvements. Mais quand ils ont acquis $0^{mm}004$ de longueur, $0^{mm}0003$ de largeur, ces mouvements sont bien plus prononcés. Ils représentent alors des bâtonnets allongés, terminés par deux extrémités carrées, à peine arrondies et parfaitement semblables. Ils se trouvent en quantité telle dans certains cas que le champ du microscope en est plein (fig. 13).

J'ai voulu essayer sur eux l'action de la chlorodyne. et j'ai constaté que cette substance étendue avec de l'eau diminuait d'abord leurs mouvements, puis les arrêtait tout à fait.

Ces vibrions linéaires ne s'arrêtent pas à cet état; ils s'accroissent en longueur et arrivés à $0^{mm}02$ et même à $0^{mm}1$, à une épaisseur de $0^{mm}002$, ils perdent leurs mouvements.Ils sont alors transformés en bâtonnets de Leptothrix. Ceux-ci sont droits ou coudés à angle plus ou moins obtus (fig. 14). Ils sont souvent isolés, mais parfois on les rencontre formant par leur association des touffes plus ou moins étendues, ou réunis sur un point central formant une véritable boule épineuse (fig. 15).

On trouve aussi des spores d'oïdium et des séries linéaires de ces spores (fig. 11, 12). Une opinion récente admet que dans les mucus ces spores proviennent des granules browniens qui donnent naissance aux vibrions, de sorte que tous les végétaux précédents auraient une même origine.

Le rôle de ces infusoires végétaux est assez difficile à définir. Peut-être n'en n'ont-ils aucun et sont-ils seulement dus aux décompositions dont l'intestin est le siége par le fait de la diarrhée. Cependant le rôle de ferments qu'ils jouent dans l'économie peut en faire des agents de putrescibilité. Ces végétaux, de même que tous les champignons microscopiques que l'on nomme ferments, accumulent l'oxygène en le soustrayant au corps voisins. Ce gaz dans cet état est condensé, doué de propriétés oxydantes plus énergiques ; il agit plus rapidement sur les produits hydracarbonés et azotés ; il peut amener ainsi la destruction, la décomposition des humeurs et des matières situées dans l'intestin et augmenter, par la même raison, la putridité et l'odeur nauséeuse qui est caractéristique de cette affection.

ÉTIOLOGIE ET PATHOGÉNIE

Dans un mémoire que j'ai publié au commencement de cette année, j'avançais que la diarrhée ou dyssenterie de Cochinchine est due exclusivement à la présence dans l'intestin d'un certain nombre d'animaux de diverses espèces dont je donnais l'énumération sans les décrire; ces parasites, par les piqûres, les déchirures ou l'aspiration qu'ils exercent sur la paroi muqueuse de l'intestin, déterminent les lésions et les symptômes de cette terrible affection.

Cette doctrine que je soutenais alors, je la soutiens encore aujourd'hui. Le but de ce mémoire est de présenter les arguments qui militent en sa faveur et de dissiper l'obscurité qui règne sur la pathogénie de la diarrhée de Cochinchine.

La nature parasitaire de cette affection n'était pas même soupçonnée avant la belle découverte de M. le docteur Normand, médecin de première classe de la marine. C'est lui qui est entré le premier dans la voie de la vérité, mais ses travaux n'ont pas eu le privilége de convaincre beaucoup de nos confrères. Pour moi, qui suis venu après lui et qui ai adopté sa doctrine en l'amplifiant, je n'ai pas été plus heureux. Cependant depuis quelques mois cette doctrine a acquis un certain nombre de partisans et j'espère que d'ici à peu elle sera adoptée par tous les médecins de la marine et par le monde médical entier.

Un grand nombre d'arguments viennent prouver que la diarrhée de Cochinchine est de nature parasitaire. Je les exposerai
d'abord, puis je répondrai aux objections qui ont été faites contre cette interprétation.

Il est incontestable aujourd'hui que, dans la diarrhée de Cochinchine, il existe dans le tube digestif un grand nombre de
parasites ; on ne les trouve pas toujours dans les selles, je dirai
plus loin pourquoi, mais il est infiniment probable qu'ils existent dans tous les cas dans la cavité intestinale.

Il y a déjà au moins six variétés de parasites de la diarrhée
connues aujourd'hui et je suis convaincu que ce chiffre augmen-
tera encore dans l'avenir.

Cette particularité de la diarrhée de Cochinchine, à laquelle
beaucoup de médecins n'attribuent aucune importance, me paraît au contraire mériter la plus grande attention. Les animaux
se trouvent très-fréquemment dans le tube digestif, dans diverses affections, et dans tous les cas où ils se rencontrent, ils re-
vêtent au point de vue de l'étiologie une importance telle, qu'ils
jouent le rôle d'élément essentiel, auquel sont subordonnés tous
les symptômes et toute la thérapeutique ; la diarrhée de Cochinchine ne saurait faire exception à cette règle générale. Comme
toutes les affections parasitaires, elle a une marche, des symptômes en quelque sorte spécifiques, elle est rebelle à tous les
agents qui ne s'attaquent pas à sa cause essentielle. On y trouve
dans le tube digestif divers parasites et ceux-ci doivent y jouer
un rôle essentiel au point de vue étiologique comme dans toutes les autres affections de même nature.

Toutes ces affections du reste n'ont pas seulement une cause
essentielle identique ; leurs symptômes varient à peine de l'une
à l'autre ; c'est toujours de la dyssenterie ou de la diarrhée, la
première précédant la seconde, qui résultent de la présence des
parasites divers dans le tube digestif. Ces symptômes sont pro-

portionnés au degré de nocuité des parasites ; plus ils sont nombreux et nuisibles, plus l'affection est grave. La diarrhée de
Cochinchine tient le premier rang sous ce rapport; au dernier
rang se trouvent les diarrhées occasionnées par les helminthes,
les oxyures, les ténias, les ascarides. Les oxyures sont généralement innocents ; parfois cependant ils occasionnent des diarrhées ou des dyssenteries assez graves. Les ascarides et les
ténias produisent parfois dans nos régions tempérées et souvent
dans les pays chauds des dyssenteries inquiétantes. A un degré intermédiaire de gravité se trouvent les diarrhées d'Afrique
et celles occasionnées par les larves de lépidoptères. La mal
cœur des nègres constitue une affection parasitaire tout à fait
spéciale qui, possédant la même cause, les mêmes indications
thérapeutiques et une très-grande gravité, diffère des affections
de ce groupe par ses symptômes.

J'ai déjà cité des observations de plusieurs des maladies de
ce groupe morbide dans le mémoire que j'ai publié précédemment sur le traitement des affections parasitaires.

J'ai à ajouter un cas de dyssenterie très-remarquable occa-
sionnée par des oxyures ; il me restera à parler des troubles
qu'occasionnent les ascarides et les ténias.

Un enfant de cinq ans, Juez Marius, m'est amené par son
père qui me raconte ainsi sa maladie. Ce jeune garçon a été
pris il y a vingt jours d'une dyssenterie aiguë, caractérisée par
les symptômes suivants : selles muqueuses et sanguinolentes,
glaires jaunâtres, très-abondantes. Le petit malade va à la
garde-robe jusqu'à vingt et vingt-cinq fois par jour ; chaque fois
il y a dans les lombes et dans l'abdomen une douleur excessivement forte qui arrache des pleurs à cet enfant ; il fait pour
aller du corps des efforts considérables, qui n'aboutissent à éli-
miner que des matières peu abondantes ; l'anus est irrité, mais
il n'y a pas de ténesme.

Par suite de cette affection cet enfant est devenu morose et sombre, il a cessé de jouer avec ses amis. Mais cependant le sommeil persiste, l'appétit est capricieux. Au dire du père, la face a pâli beaucoup, mais l'embonpoint est conservé. Il n'y a jamais eu de fièvre.

En poursuivant mon interrogatoire j'appris que cet enfant avait eu des démangeaisons au nez, et que dans toutes ses selles il y avait de petits vers blancs, longs de 3 à 4 millimètres, marchant avec vivacité et en travers; je lui en fis apporter dans un flacon et je constatai que c'étaient bien réellement des oxyures. Mon diagnostic était fait; j'avais affaire à un malade chez lequel ces vers avaient déterminé une inflammation aiguë, limitée au gros intestin et spécialement au côlon, ainsi que l'indiquait le siége de la douleur. Je n'en fus pas surpris, sachant que leurs œufs se trouvent dans le cœcum, près de la valvule ileo-cœcale, d'où ils cheminent vers l'anus. Généralement ils n'arrivent à éclore que dans les portions inférieures du rectum, mais il est facile de comprendre que si leur développement vient à se faire sur un point moins éloigné, ils peuvent très-bien occasionner les symptômes en face desquels je me trouvais.

Encouragé par le résultat que j'avais obtenu dans un cas analogue, malgré l'acuité des symptômes, je n'hésitai pas à lui prescrire la chlorodyne à la dose de 4 gouttes, matin et soir. Je recommandai à son père de lui faire prendre préalablement une demi-once d'huile de ricin pour débarrasser le tube digestif et de ne lui donner que des aliments liquides.

La première dose fut prise le 25 août à midi et la deuxième le soir. Dès l'ingestion de la première, les coliques cessèrent comme par enchantement. Jusqu'au lendemain il n'y eut que deux selles, sans épreintes; la première contenait encore un peu de sang; il n'y en avait plus dans la dernière qui était formée de mucosités liquides. Elle contenait un grand nombre d'oxyures qui étaient complétement dépourvus de mouvement. La nuit avait été excellente. Le deuxième jour, au matin, le petit malade eut une selle moulée, de très-bonne nature ; le troisième et le quatrième aussi. La chlorodyne fut alors suspendue.

Le 30 août j'ai cessé de le voir, mais il m'a été présenté de nouveau le 5 septembre et la guérison ne s'était pas démentie ; l'appétit était vif, les joues roses, le sommeil parfait ; il avait repris ses jeux avec ses petits amis, bref sa guérison était aussi parfaite qu'on pouvait le désirer.

Que d'enfants, que de grandes personnes qui sont fatigués par les oxyures et qui pourront en trois ou quatre jours, par un traitement simple, se débarrasser de tous les troubles qu'ils occasionnent. J'ai songé à faire dans ces cas des injections rectales de chlorodyne ; mais comme le siége réel des oxyures est à l'extrémité cœcale du gros intestin j'ai abandonné cette idée ; un lavement ne pourrait jamais atteindre un point aussi reculé.

Ce cas donne une preuve éclatante que la chlorodyne ne s'arrête pas aux premières voies et n'est pas absorbée ; elle circule jusqu'au rectum, où elle va détruire les parasites qui peuvent s'y rencontrer. Il va sans dire qu'il ne faut pas lui barrer le passage avec des aliments solides, si on veut qu'elle produise son effet.

Guersant cite déjà en 1846, dans le dictionnaire en trente volumes, plusieurs observations de dyssenteries occasionnées par des ascarides, que l'on nommait alors lombrics ; les enfants chez lesquels on les observait présentaient les symptômes suivants : coliques violentes ; ventre douloureux ; selles liquides, sanguinolentes, comme fibrineuses, puis à la fin, noires, involontaires, accompagnées d'épreintes très-douloureuses. Il y eut expulsion de lombrics, mais malgré cela les symptômes ne firent que s'aggraver de plus en plus et la mort est survenue dans tous les cas.

A l'autopsie on trouve des amas de lombrics pelotonnés et bouchant l'intestin. La muqueuse est meurtrie, ramollie, épaissie, granulée, remplie de sang noir. Au niveau du point où se trouvent les lombrics on voit un ulcère recouvert d'un caillot et au fond de cet ulcère un ou plusieurs rameaux artériels ouverts et béants.

Mon collègue et ami Serez a observé au Sénégal plusieurs cas tout à fait semblables. J'en citerai un dont il m'a remis l'observation, et où la relation entre les symptômes dyssentériques et la présence des ascarides est on ne peut plus évidente.

« Au mois de mars 1866 je fus appelé pour donner mes soins à une petite fille de neuf ans, malade depuis trois jours et qui me présenta les symptômes suivants : fièvre assez violente; langue sale; nausées, il y avait eu déjà quelques vomissements ; coliques violentes principalement à la région ombilicale ; ventre tendu, douloureux à la pression. Dans la nuit précédente, six selles liquides composées de matière glaireuse, verdâtre, mêlées d'un peu de sang et accompagnées d'épreintes très-douloureuses. Les symptômes me parurent ceux d'une dyssenterie aiguë avec embarras gastrique. Je prescrivis 4 grammes de racine d'ipéca concassé à prendre selon la méthode brésilienne, deux lavements émollients et un cataplasme laudanisé sur le ventre. L'ipéca amena trois ou quatre fois des vomissements dans la journée; il y eut encore de nombreuses selles de la même nature que les premières. Le lendemain matin la fièvre était à peu près tombée, mais la petite fille présentait un abattement général des plus marqués, et les selles, qui avaient été au nombre de quatre dans la nuit, étaient tout à fait sanglantes; un ascaride lombricoïde avait été expulsé dans l'une d'elles. Ces parasites existant rarement isolés dans l'intestin, j'administrai le jour même 30 centigrammes de santonine, en deux fois, et je continuai l'usage du cataplasme laudanisé et du lavement. Le soir

même la petite malade expulsa à la fois onze ascarides enche-
vêtrés les uns dans les autres et sous forme de pelote. Une
nouvelle selle renfermant encore quelques mucosités sanguinolentes eut lieu dans la nuit, mais le lendemain les coliques
avaient tout à fait disparu ; le ventre était souple ; deux nouvelles selles liquides ne contenant plus de sang se produisirent
dans la journée et deux jours après la malade était complète-
ment guérie. La rapidité avec laquelle les accident sont disparu,
aussitôt après l'expulsion des parasites, semble nous prouver
que c'est bien à leur présence qu'ils étaient dus ; de sorte que,
si très-souvent les lombrics ne produisent que de légers accidents, ils ont amené dans ce cas une maladie ayant toute
l'apparence d'une dyssenterie caractérisée par des phénomènes
fébriles marqués, un catarrhe intestinal très-grave, avec exha-
laison sanguine et probablement hémorrhagie, vu la quantité
de sang qui existait dans les selles. »

Je dois aussi à mon confrère Serez une observation très-
intéressante sur les accidents qu'occasionne dans certains cas le
ténia ; il s'agit d'un cas où cet helminthe a produit une véritable
hémorrhagie intestinale, accompagnée de symptômes dyssentériques.

« Un jeune négociant, arrivé depuis à peine un an au Sénégal, se présente avec les symptômes suivants : selles très-nombreuses, muqueuses et contenant une quantité considérable de
sang; coliques; ténesme anal; peu de fièvre. La nature des
selles donnant tout lieu de croire à une dyssenterie, je lui prescrivis des macérations d'ipéca, qui soulagèrent assez rapidement le malade ; le flux dyssentérique disparut au bout de huit
jours, les selles devinrent molles, mais elles renfermaient toujours beaucoup de sang à peu près pur ; je m'étais du reste
assuré préalablement de l'absence de toute tumeur hémor-
roïdale. Par suite de ces pertes de sang, le malade était tombé

dans un état de faiblesse et d'anémie considérables. Enfin un jour deux cucurbitins furent découverts dans les selles ; je prescrivis immédiatement le cousso, à la dose de 20 grammes, suivi deux heures après de l'administration de 1 once d'huile de ricin et un ténia qui mesurait 1m 50 fut expulsé peu après. Les selles présentèrent encore quelques stries de sang pendant quelques jours, puis tout accident disparut. »

Cette observation se passe de tout commentaire. La corrélation entre les accidents observés et la présence du ténia dans l'intestin est tellement évidente que nous n'avons pas à y insister. Du reste quand on sait que le ténia introduit sa tête dans la couche superficielle de la muqueuse, qu'il arrive même à perforer l'intestin entier et à pénétrer dans la cavité péritonéale, on ne saurait être étonné qu'un ou plusieurs vaisseaux puissent être ouverts sur le trajet de la voie que se fait l'helminthe, et occasionnent une hémorrhagie. Non-seulement le ténia peut perforer la paroi entière de l'intestin, mais mon confrère Serez a été témoin à Saint-Louis d'une autopsie d'un nègre, mort de péritonie foudroyante, dans laquelle on trouva dans l'intestin un ténia, dont la tête avait perforé d'abord de dedans au dehors, puis de dehors en dedans la paroi intestinale. Ces deux passages à travers l'intestin s'étaient fait sans accident, sans doute par suite de l'obturation parfaite des orifices ; puis à un moment donné celle-ci étant devenue incomplète, les liquides intestinaux s'étaient répandus dans le péritoine et avaient produit une péritonite suraiguë dont la séreuse présentait tous les signes anatomiques.

Ce pouvoir de perforer l'intestin n'appartient pas seulement au ténia. Il existe dans les annales de la science un grand nombre de cas où des ascarides lombricoïdes ont traversé la paroi intestinale et ont pénétré dans le péritoine. Les accidents consécutifs varient beaucoup, il peut y avoir enkystement, péritonite, où abcès simple, ou encore abcès vermineux. La production de l'un ou l'autre de ces accidents dépend de l'obturation plus ou moins complète du passage que l'animal se fraye à travers la paroi de l'intestin.

Le mal cœur des nègres est dû à la présence dans l'intestin de l'ankylostome duodénal, qui se fixe sur la muqueuse par sa bouche munie d'une sorte de ventouse et de dents aiguës. Il produit une aspiration énergique, attire le sang vers le point où il est fixé et détermine une véritable ecchymose. Cette maladie très-grave décime les noirs. Elle pourrait à peu près certainement être guérie très-vite par la chlorodyne qui a une action destructive infaillible de tous les parasites. J'espère que quand ce remède parviendra à se faire accepter dans le service de la marine on en délivrera aux médecins qui pratiquent dans les colonies où règne cette affection et je ne doute pas que la guérison soit constante et rapide.

En somme, je crois pouvoir conclure que si, dans les affections que je viens de décrire, les symptômes observés, dyssenterie ou diarrhée, sont dus manifestement à l'action nocive des parasites que l'on trouve dans le tube digestif, on ne saurait sans inconséquence admettre que, dans la diarrhée de Cochinchine, où on observe des symptômes semblables, où on trouve de nombreux parasites dans le tube digestif, ces deux phénomènes n'aient pas de relation de cause à effet et que leur existence simultanée résulte d'une simple coïncidence. La logique force à admettre que dans cette affection, comme dans les premières, les parasites jouent le rôle de cause déterminante essentielle.

Une autre raison non moins plausible en faveur de la nature parasitaire de la diarrhée de Cochinchine, c'est qu'elle permet d'interpréter d'une façon simple et rationnelle sa marche, ses symptômes et l'action des divers médicaments qui ont été essayés contre elle.

Cette affection présente dans beaucoup de cas, à son début, une période d'incubation et il est bien probable qu'elle existe dans tous. Elle se constate rarement dans le pays où elle est endémique parce que les malades ne font pas attention aux premiers symptômes, ou parce que ceux-ci sont à peu près nuls ; elle devient frappante quand, comme cela a lieu souvent, la diarrhée se déclare chez un homme qui a quitté le pays depuis un temps plus ou moins long, et qui n'a pas été malade pendant tout son séjour dans la colonie. C'est surtout sur les transports, aux voyages de retour, que l'on a occasion de constater cette incubation, tant sur les passagers, que sur les hommes de l'équipage ; mais sur ceux-ci, qui n'ont séjourné que très-peu de temps à Saïgon, on peut à quelques jours près fixer l'intervalle qui sépare l'infection de l'explosion de la maladie. Cette période d'incubation me paraît être généralement de dix à quinze jours, mais il y a bien des cas où elle a été manifestement de un mois et même deux mois. Cette diarrhée à éclosion tardive n'est pas moins spécifique que celle contractée dans le pays ; elle en a exactement tous les symptômes, on y trouve des parasites et elle est rebelle à tous les remèdes, sauf aux agents parasiticides.

Or cette incubation s'explique très-simplement, si on admet que les parasites, pénétrant dans le tube digestif en petit nombre ou à l'état d'œufs, ont besoin d'un certain temps pour arriver à se développer et à se multiplier assez pour produire les symptômes de la maladie confirmée ; le temps qu'ils emploient pour cela correspond à la période d'incubation. Elle sera plus ou moins longue suivant que les animaux auront pénétré en plus ou en moins grand nombre, sous une forme plus ou moins avancée, suivant qu'ils auront trouvé dans l'intestin des conditions plus ou moins favorables à leur évolution ; mais elle ne doit manquer dans aucun cas. Au début de cette période les symptômes sont à peu près nuls, les parasites ne produisent encore sur la muqueuse qu'une irritation insignifiante; mais au fur et à mesure qu'ils se multiplient et se développent on voit le tableau changer, il y a déjà des troubles de la digestion, des coliques plus ou moins vives, des borborygmes; enfin quand ils sont arrivés à leur développement complet la dyssenterie éclate franchement, l'incubation cesse.

Pendant cette période les parasites sont en quelque sorte latents, mais ils existent cependant dans le tube digestif et il est bien probable que la chlorodyne doit en avoir à cette époque facilement raison, et qu'elle peut pour ainsi dire arrêter la maladie dans son germe.

L'évolution de la diarrhée de Cochinchine suit une marche constamment identique; à part quelques cas où la diarrhée chronique s'établit d'emblée, le plus souvent on observe au début une dyssenterie légère durant plus ou moins longtemps, cédant facilement au traitement, mais qui est à peu près fatalement suivie de diarrhée chronique. Or cette marche fatale s'explique très-bien avec la doctrine de la nature parasitaire de cette affection. Au début l'intestin est sain, très-irritable; les déchirures, les morsures, l'aspiration qu'y exercent les parasites déterminent une inflammation violente avec hypersécrétion muqueuse et exhalation sanguine; en même temps cette muqueuse intacte présente un terrain parfaitement disposé pour leurs divers appareils de pincement, de sorte que leur action s'exerce avec beaucoup plus d'énergie.

Au contraire après cette période, le terrain devient de plus en plus défavorable pour leur fixation; outre cela la muqueuse, épuisée dans son irritabilité, réagit beaucoup moins énergiquement, l'inflammation produite est non pas suraiguë, mais chronique; il n'y a plus de dyssenterie, mais une hypersécrétion constante qui constitue la diarrhée chronique.

De temps en temps cependant les parasites semblent retrou-

3

ver un surcroît d'activité ; la dyssenterie disparaît, mais ces cri-ses vont s'affaiblissant et finissent bientôt par disparaître.

Cette dyssenterie du début n'a jamais la gravité qu'on trouve à cette affection dans les autres contrées tropicales. Elle ne s'ac-compagne jamais de gangrène et d'élimination de la muqueuse ; elle est presque toujours sub-aiguë, caractérisée par des selles graisseuses, sanguinolentes ; elle ne cause jamais la mort. Cette bénignité trouve, avec la doctrine que je soutiens, une explica-tion toute naturelle : le traumatisme produit par les parasites n'intéressant que la paroi interne de la muqueuse, l'inflamma-tion qui en résulte reste bornée à cette couche et ne se propage pas à la tunique celluleuse sous-muqueuse. Celle-ci est au con-traire anormalement boursouflée dans les dyssenteries suraiguës des autres pays chauds. Du reste les autopsies démontrent par-faitement que les lésions les plus avancées n'intéressent que la muqueuse propre ; la couche musculeuse qui existe entre elle et la couche celluleuse persiste le plus souvent, celle-ci n'est que rarement atteinte par la prolifération embryonnaire. Quant aux couches musculaires et séreuses, elles sont toujours intac-tes. Ces lésions tout à fait superficielles révèlent évidemment une action nocive superficielle aussi, comme l'est celle des parasites.

En outre ces lésions sont d'une simplicité telle qu'elles écar-tent toute idée de malignité, ce sont des lésions tout à fait élé-mentaires ; on ne voit dans la muqueuse et à la place de ses éléments que du tissu embryonnaire. La surface de l'intestin est une plaie et rien de plus ; cette plaie peut s'ulcérer, être atteinte d'une sorte de pourriture qui fait tomber ses bourgeons en lambeaux, mais tous ces processus ne sortent pas du travail inflammatoire simple, tel qu'il peut être provoqué par un trau-matisme ; or ce traumatisme qui détermine ce travail est ici évi-demment produit par la pénétration des crochets aigus des parasites, par l'aspiration de leurs ventouses.

La ténacité de cette affection, sa résistance à tous les traitements autres que le traitement parasiticide, qui en triomphe
très-rapidement, sont une preuve évidente qu'elle est uniquement causée par les parasites qui se trouvent dans le tube digestif : *naturam morborum curationes ostendunt.* Ces parasites
implantent leurs crochets dans la muqueuse, appliquent leurs
ventouses sur elle et, par le traumatisme qui en résulte, occasionnent une inflammation plus ou moins vive. Dès qu'ils sont
morts, la cause qui entretenait cette inflammation n'existant
plus, elle disparaît sans laisser aucune trace, si les lésions ne
sont pas trop avancées.

L'effet soporifique puissant que produisent la morphine et le
laudanum, l'inaction, la paralysie des parasites qui en résultent, rendent compte de l'amélioration considérable que ces remèdes produisent. Elle n'est pas durable, parce que les parasites
sont seulement narcotisés et se réveillent dès qu'on en cesse
l'emploi.

L'éther et le chloroforme qui ont une action hypnotique très-
peu prononcée améliorent l'état du malade beaucoup moins que
les narcotiques.

L'action des purgatifs est bien facile à comprendre dès qu'on
admet la nature parasitaire de la diarrhée. Ceux-ci par l'affluence
considérable de liquide qu'ils déterminent, par les contractions intestinales qu'ils provoquent, détachent toujours de la
muqueuse et éliminent un certain nombre de parasites; leur
nombre étant diminué, le traumatisme l'est aussi, de même que
l'inflammation qui en résulte, mais jamais leur élimination
n'est complète; ils repullulent bientôt et la maladie un moment
arrêtée reprend l'allure qu'elle avait auparavant.

L'ipéca ne paraît avoir aucune action sur les parasites. Son
utilité dans les périodes aiguës, dyssentériques, s'explique du
reste très-bien par une action substitutive qui modifie l'inflam-

mation de la muqueuse et lui imprime une direction salutaire.

La diarrhée de Cochinchine atteint à peu près sans exception tous les Européens qui habitent la colonie. Parfois un séjour de quelques jours seulement suffit à la faire contracter, mais le plus souvent elle ne se déclare que plusieurs mois, et même un ou deux ans après l'arrivée; enfin quelques colons privilégiés présentent une immunité complète. Les parasites se trouvant constamment dans les ingesta, soit eux soit leurs germes, il semblerait que la maladie devrait se manifester chez tous les colons et peu après leur arrivée; le retard apporté à son explosion paraît être dû à ce que les parasites ne peuvent se fixer dans l'intestin et y vivre, qu'autant que l'économie se trouve dans des conditions spéciales d'anémie et de débilitation, comme celles qui résultent d'un séjour prolongé dans la colonie; chez les sujets débiles déjà ce retard est beaucoup moins considérable; les sujets doués d'une constitution robuste et sanguine, qui conservent leurs forces malgré l'influence du climat, résistent beaucoup plus longtemps que les premiers. Il semble que chez ceux-ci l'économie expulse les parasites tandis que chez les sujets débilités elle est impuissante à les chasser.

A l'inverse des colons européens, les races asiatiques présentent une immunité complète et ne sont jamais atteintes par la diarrhée chronique. Je suis convaincu que cette préservation est due à leur régime hygiénique; mais avant d'exposer mes idées à ce sujet, je crois devoir faire une digression sur le mode de pénétration des parasites dans le tube digestif.

La Cochinchine française est traversée dans toute son étendue par deux immenses fleuves, le Meïkong ou Cambodge et le Donaï ou fleuve de Saïgon. Ces deux fleuves descendent avec impétuosité des hauts plateaux de l'Asie centrale, puis arrivés dans la plaine, ralentissent leur cours, décrivent des sinuosités innombrables, s'envoient des bras qui sillonnent le pays dans

tous les sens, s'entre-croisent entre eux et constituent une sorte
de damier très-compliqué. Ces fleuves charrient des eaux transparentes dans les parties les plus en amont, mais dans les plaines
du Cambodge et de la Cochinchine elles empruntent aux ter-
rains d'alluvion boueux qu'elles traversent une quantité considérable de matières terreuses qui les rendent jaunes et troubles. Leur lit est très-profond, leur bord à pic; c'est à peine si
à l'embouchure ils s'élargissent un peu, de sorte que dans la
saison humide, alors que des pluies diluviennes tombent dans
les montagnes, ces fleuves, le Meïkong surtout, franchissent
rapidement leurs bords et gagnent toute la campagne qu'ils
transforment en une véritable mer, d'où on ne voit émerger que
les arbres et les cases bâties sur des pilotis élevés. En Cochinchine cette inondation périodique naturelle n'a pas lieu comme
au Cambodge, mais elle est remplacée par une inondation arti-
ficielle qui lui équivaut entièrement. La culture du riz qui
constitue la base de l'alimentation du pays exige que, pendant
plusieurs mois, le sol où il pousse soit couvert d'une couche
d'eau suffisante pour immerger au moins le pied de la plante.
Il en résulte que la Cochinchine est, pendant une partie de l'année, transformée en un immense marais à fond boueux, dans
lequel les organismes inférieurs trouvent un milieu des plus
favorables pour leur développement. Les anguillules qui, dans
nos pays, se trouvent dans toutes les eaux croupissantes, doivent y exister en quantités innombrables, de même que d'autres animaux d'espèces animales voisines. Quand l'eau se retire
de la rizière, il semble que tous ces animaux devraient périr,
mais il n'en est rien, grâce à la reviviscence dont ils sont doués.
Ils se dessèchent, restent ainsi presque indéfiniment dans cet
état et reprennent vie dès que l'inondation revient leur rendre
les conditions d'humidité nécessaires. Mais tous ne restent pas
ainsi dans la rizière; un grand nombre est certainement en-

traîné par l'écoulement des eaux qui vont se rendre dans le fleuve et lui apportent ainsi une grande quantité de ces animalcules. Or, c'est précisément cette eau du fleuve ainsi contaminée qui sert de boisson aux Européens. Elle est tirée généralement, non pas du fleuve même, mais de mares, de puits où elle arrive par infiltration entre les couches du terrain ; on a toujours la précaution de la filtrer, mais les procédés de filtration employés sont impuissants à la purifier ; ils ne lui enlèvent que les matières terreuses, de sorte que l'eau que l'on boit contient certainement des animalcules, des œufs microscopiques qui proviennent des rizières inondées ; on comprend très-bien que ces animaux, pénétrant avec les boissons dans le tube digestif, s'y fixent et déterminent la diarrhée de Cochinchine. On a bien fait des analyses chimiques de ces eaux, qui n'ont fait découvrir aucun principe organique ; mais ce mode d'expérimentation ne peut donner un résultat sérieux ; ce qu'il faut pour arriver à découvrir et à constater l'existence des animalcules dans les eaux que l'on boit, c'est un examen microscopique approfondi. Il est très-probable qu'on arrivera ainsi à démontrer directement la présence des parasites dans les eaux des puits.

L'origine suspecte de l'eau que boivent les Européens dans la colonie donne une présomption très-grande pour qu'elle soit le véhicule des parasites ; mais on en trouve une preuve bien plus convaincante dans l'immunité absolue dont jouissent les races asiatiques autochtones ou étrangères qui habitent le pays. Les Annamites, les Chinois, au milieu desquels nous vivons, bravent le climat de la Cochinchine et n'éprouvent jamais les atteintes de la diarrhée ; on pourrait croire que cela est dû à une résistance plus grande, à une disposition particulière de l'économie qui les rend réfractaires à l'action des parasites ; il n'en est rien ; cette immunité est tout simplement due à ce que ces races, ayant fait, au début, il y a des milliers d'années, l'expérience de la nocivité des eaux des fleuves de l'Asie, ont eu l'idée de les purifier en y faisant infuser le thé, plante aromatique très-commune dans ces régions; ces Asiatiques ne se rendaient certainement pas un compte exact de la manière dont ils obtenaient cette purification de l'eau; ils l'attribuaient à la présence des principes du thé, qui cependant ne joue là qu'un rôle secondaire d'aliment stimulant; ils ne se doutaient pas que l'agent véritablement purificateur était l'ébullition à laquelle ils étaient obligés de soumettre l'eau pour préparer l'infusion. Cette ébullition assez prolongée détruit radicalement tous les organismes inférieurs, les anguillules, les divers animalcules qui se trouvent dans l'eau, même les œufs, et la rend sinon chimiquement pure, au moins exempte de tout parasite. Toujours est-il que quoique ne se rendant pas un compte exact du procédé de purification qu'ils utilisaient ainsi, ils avaient constaté ses bons résultats, et la coutume de ne boire que du thé s'est tellement bien enracinée et perpétuée de siècle en siècle que pas un Annamite ni un Chinois ne boit d'eau pure. Cette interdiction est même, d'après ce que j'ai entendu dire, formulée comme un précepte dans la religion de Boudda.

Les personnes qui, à Saïgon, sans employer le mode de purification des Asiatiques, peuvent se procurer de l'eau de France, pure et par conséquent exempte de parasites, sont aussi épargnées par la diarrhée. Les commandants du stationnaire qui reçoivent de chaque transport plusieurs barils d'eau de France et qui s'en servent exclusivement pour leur boisson sont constamment épargnés, ainsi que les officiers supérieurs qui sont à leur table; je n'ai jamais ouï dire qu'aucun d'eux eût été atteint par l'affection endémique.

Il résulte de tout ce qui précède qu'il n'y a à être atteints de la diarrhée que ceux qui boivent l'eau du fleuve, plus ou moins

filtrée et débarrassée des matières terreuses, mais non des animalcules. Tous ceux qui boivent une eau purifiée par l'ébullition ou pure naturellement en sont complétement exempts. Par
conséquent la diarrhée cesserait aussitôt de se montrer chez les
Européens s'ils voulaient suivre la mode asiatique et faire bouil-.
lir toute leur eau avant de la boire. Cette argumentation me
semble irréfutable.

Quant à la mise en pratique de cette purification de l'eau, il
est probable qu'elle rencontrerait au début de grands obstacles ;
mais elle serait cependant réalisable. Il ne serait pas nécessaire
que les Européens se missent à boire exclusivement du thé
comme les Chinois et les Annamites, il suffirait pour atteindre
le but d'employer de l'eau bouillie que l'on laisserait refroidir
et que l'on mélangerait ainsi aux diverses boissons que l'on
prend habituellement. On pourrait dans chaque maison avoir
une chaudière suffisamment grande pour les usages de la famille. Des industries privées pourraient même établir de grandes chaufferies où l'on purifierait l'eau par la chaleur et où on
la débiterait. Au début le gouvernement pourrait prendre l'ini-
tiative de cette entreprise qui aurait ainsi beaucoup de chances
de réussir.

On pourrait du reste continuer à se servir de l'eau du fleuve
pour la cuisson des aliments, vu que ceux-ci étant soumis au
feu, tous les germes sont détruits pendant la préparation. Je
n'ose espérer que des mesures soient encore adoptées dans ce
sens, mais je ne crois pas téméraire d'affirmer que, si on se dé-
cidait à les prendre, avant peu les Européens seraient aussi
bien préservés de la diarrhée que les races asiatiques. Avant six
mois on aurait supprimé complétement la diarrhée de Cochinchine, qui fait encore tant de victimes parmi les colons.

L'objection que l'on fait le plus souvent à la nature parasitaire de la diarrhée de Cochinchine, c'est que dans beaucoup

de cas, on ne trouve pas de parasites dans les selles ; que dans
d'autres, après qu'on les a trouvés pendant un certain temps,
on cesse de les apercevoir. Beaucoup de médecins, persuadés
que les parasites doivent toujours se trouver dans les déjections,
quand ils existent dans l'intestin, concluent que leur présence
dans l'intestin n'est pas constante, qu'ils ne sauraient par conséquent pas être la cause essentielle de la maladie ; qu'ils sont
non pas la cause, mais un effet variable de cette affection.

Je me crois en mesure de démontrer que cette conclusion
n'est pas légitime et que l'absence momentanée ou persistante
des parasites dans les selles peut très-bien s'expliquer sans
admettre leur disparition du tube digestif.

Tous les parasites qui habitent l'intestin sont fixés sur sa paroi, le simple raisonnement suffirait à l'indiquer si on n'en avait
pas d'autres preuves. S'ils n'étaient pas fixés, ils ne sauraient
se maintenir dans le tube digestif, où ils sont destinés à vivre ;
ils seraient forcément entraînés par les courants liquides, par
les contractions intestinales S'ils n'avaient pas dû être fixés la
nature ne leur aurait pas donné les appareils qu'ils possèdent,
ces crochets, ces ventouses plus ou moins puissants dont ils
sont munis. Du reste cette fixation a été constatée directement
pour la plupart d'entre eux et notamment pour les ténias, les
ankylostomes, le strongle sanguisuga, pour les anguillules que
l'on voit, après la mort, plongés dans les couches muqueuses
qui recouvrent l'intestin.

Cette fixation des parasites qui est destinée à assurer leur alimentation, car tous se nourrissent certainement, non pas de
matières fécales, mais des sucs qui imprègnent la muqueuse ;
cette fixation, dis-je, est par cela même probablement constante tant que l'animal est vivant ; elle ne cesse que quand il
meurt, ou quand une cause mécanique quelconque vient le
déloger de son point d'implantation. Parmi ces causes mécani-

ques, une des plus efficaces est le passage d'un bol fécal, solide. Il constitue comme une sorte de bouchon qui détache et entraîne devant lui les parasites. Dans les améliorations temporaires produites par le lait les malades ont des selles moulées; et si on les examine, on trouve à leur superficie des anguillules vivantes, parfois très-nombreuses, qui ont évidemment été détachées par le passage du cylindre fécal.

Mais à part les anguillules qui sont fixées beaucoup moins solidement que les autres parasites, les causes mécaniques ont en général peu d'influence; l'élimination ne se fait qu'après la mort de l'animal, qui cesse alors spontanément de se fixer sur la muqueuse et qui est bientôt entraîné au dehors. Tous ceux que l'on trouve dans les selles sont morts et privés de mouvement.

Cette fixation est surtout intime au début de la maladie, pendant la période dyssentérique et pendant les récidives aiguës de la diarrhée. Cela se comprend du reste aisément : la muqueuse est saine et intacte; elle présente une surface molle, souple et élastique, parfaitement disposée pour la pénétration des crochets, pour l'application des ventouses dont ils sont munis ; elle est très-vasculaire, gorgée de sucs et peut fournir des matériaux abondants à leur entretien. Sur un terrain aussi favorable les parasites se fixent avec toute l'énergie dont ils sont susceptibles ; cette énergie est encore augmentée par l'abondance des sucs nutritifs qu'ils empruntent à la muqueuse. Aussi le traumatisme qu'ils déterminent est d'autant plus aigu que la muqueuse est alors très-irritable. Une inflammation très-vive en résulte, la couche propre de la muqueuse se boursoufle, la sécrétion des glandes s'exagère, les vaisseaux renflés et distendus se rompent en plusieurs points et donnent lieu à un écoulement de sang qui vient se mélanger aux mucosités épaisses, qui constituent presque uniquement les selles. Tant que les déjections présentent ces caractères, ou que même sans être sanguinolentes elles renferment cette écume jaune verdâtre qui surnage et qui est l'indice d'une réaction aiguë, on peut être certain de n'y pas trouver de parasites, pas même d'anguillules. Leur adhérence à la muqueuse est telle qu'il ne sont pas du tout éliminés.

Cela explique pourquoi les médecins qui ont recherché en Cochinchine les parasites dans les selles, ne les ont trouvé que sept fois sur cent. Ils n'observent le plus souvent que des malades à la période aiguë, celle à laquelle la fixation est le plus énergique et il n'y a rien d'étonnant à ce qu'ils n'en aient rencontré que très-rarement.

Dans nos hôpitaux où les malades sont généralement envoyés au moment d'une rechute aiguë, on a aussi fort peu de chances d'en trouver, à moins qu'on ait la précaution de les chercher quand les selles ont perdu leur caractère muqueux, spumeux et sont devenues séreuses.

A une période plus avancée de la maladie, quand la chronicité est confirmée, les conditions de fixation des parasites deviennent bien différentes; au lieu d'une muqueuse saine et souple, il n'y a plus qu'une couche de tissu embryonnaire inégale, indurée, rigide, mamelonnée, une véritable plaie couverte de bourgeons charnus, dans laquelle les crochets ne peuvent plus pénétrer, et où les ventouses ne peuvent plus s'appliquer exactement; en outre ce tissu embryonnaire présente bien quelques vaisseaux terminés par des anses qui se rapprochent de la surface; mais ces vaisseaux sont inaccessibles pour la bouche des parasites, les canaux lymphatiques ont complétement disparu. Donc non-seulement la paroi de l'intestin a acquis des qualités physiques telles que les parasites ne peuvent plus s'y insérer, mais elle ne peut plus leur fournir les éléments nécessaires à leur nutrition. Aussi la plupart abandonnent le tube digestif, devenu inhabitable pour eux. Cette élimination a lieu à une époque variable suivant la gravité du cas, suivant que les lésions de l'intestin sont plus ou moins précoces. Les anguillules et les tricocéphales seuls persistent, sans doute parce que leur fixation peut encore se faire malgré les conditions défavorables que présente la muqueuse. Du reste à cette période, elle est beaucoup moins intense, et leur élimination, nulle à la période aiguë comme pour les autres parasites, devient beaucoup plus facile et plus fréquente. La diminution du nombre des parasites, leur fixation moins intime expliquent l'atténuation considérable des symptômes; les selles sont séreuses, liquides ; le ventre est souple ; le ténesme et les coliques disparaissent complétement.

Ces notions rendent compte aussi de la disparition de tous les parasites autres que les anguillules et les tricocéphales dans l'intestin, et expliquent pourquoi en France on n'a jamais retrouvé les deux espèces nouvelles que j'ai signalées, les ankylostomes et les linguatules.

Elles permettent de comprendre pourquoi dans la période chronique, alors que les selles sont liquides, séreuses et limpides, on a beaucoup plus de chances de trouver des anguillules dans les selles.

En somme, je crois pouvoir conclure que la fixation des parasites est leur état normal, l'élimination est accidentelle : la première est constante, la deuxième ne survient que dans des conditions bien déterminées; par conséquent, il n'y a rien de surprenant à ce que les parasites ne se trouvent que rarement dans les selles. Leur absence momentanée ou prolongée dans les déjections, loin d'impliquer leur disparition de l'intestin, indique au contraire une fixation plus énergique et correspond à une aggravation de la maladie.

L'argument tiré de cette absence de parasites dans les selles contre la nature parasitaire de la diarrhée de Cochinchine tombe devant les faits que je viens d'exposer. Du reste cette objection ne me paraît pas appuyée sur des bases bien sérieuses. Pour pouvoir affirmer qu'un malade ne présente pas de parasites dans ses selles, il ne suffit pas de les avoir examiné une fois ou deux, à l'hôpital, où il n'entre souvent que pour une rechute aiguë; il faut répéter ses investigations fréquemment et à diverses périodes de la maladie; alors seulement si on n'en a jamais trouvé on pourra conclure qu'ils n'existent pas dans les selles, ni dans l'intestin; mais ce cas ne se rencontre jamais. Si on tient compte des diverses phases de la maladie, de la période à laquelle on observe, si on multiplie les examens des déjections, on arrivera toujours à découvrir des parasites. Sur les transports, où on observe des malades à une période initiale ou moyenne, cette règle n'a pas d'exceptions, de sorte que, en plus des nombreux arguments que j'ai cités en faveur de la nature parasitaire de la diarrhée, l'existence constante des parasites dans les selles vient en donner une preuve directe et palpable.

Avant la mise en pages de cette brochure, j'ai prié tous les malades dont j'ai cité les observations dans mon précédent travail de venir me donner de leurs nouvelles, afin de pouvoir vérifier si leur guérison s'était bien maintenue. Tous ceux qui se trouvent encore présents à Toulon se sont rendus à mon appel; ce sont les nommés Ballocourt, contre-maître aux travaux; Henriot, sergent-major; Mayeux, maître voilier; Roumieux et André, soldats de marine. Tous m'ont donné, avec eurs remercîments, l'assurance que leur guérison était parfaite; leur embonpoint était revenu; leur figure était saine et naturelle. M. Henriot qui s'était fait peser a constaté que depuis le 27 août il avait gagné 7 kilog.

Quant à ceux qui ont quitté Toulon pour aller dans leurs familles jouir des congés qu'on leur avait accordés, j'avais eu la précaution de leur remettre de l'argent lors de leur départ pour m'envoyer de leurs nouvelles. J'ai ainsi reçu des lettres des nommés Chauvicourt, Pagès, Jollet, soldats d'infanterie de marine, de Mazéas et de Fouchin, matelots. Je n'ai pas à reproduire les témoignages de reconnaissance naïve qu'ils me prodiguent; tous m'affirment que leur guérison se confirme de plus en plus, qu'ils reprennent tous les jours de l'embonpoint et des forces et qu'ils ont pu sans aucun inconvénient se remettre au régime de la famille.

Je cite encore six observations nouvelles, je réserverai les dernières pour un recueil que je publierai ultérieurement et où je citerai tous les cas que j'aurai eus à traiter d'ici là. Je continuerai à tenir mes lecteurs au courant de la santé des malades dont j'ai donné antérieurement les observations.

OBSERVATIONS

LUOBERT
Chef armurier.

Ce militaire va à Saïgon en janvier 1876 ; il y reste quinze mois et retourne en France au mois de juillet 1877. Il a contracté la diarrhée quatre mois après son arrivée et l'a gardée pendant tout son séjour dans la colonie. Au début selles mucoso-sanglantes. Il est resté à l'hôpital quarante-cinq jours, il en est sorti passablement guéri. A bord du transport il a présenté une récidive aiguë. A son arrivée en France la diarrhée persistait encore ; il a essayé de se traiter par le lait, mais au bout de quelques jours il a été obligé de le cesser ; il occasionnait des vomissements et augmentait le nombre des selles. Il a pris alors du bismuth, mais tous ces moyens n'ont que très-peu modifié la diarrhée, il y a constamment deux à trois selles liquides, jaunâtres, à certains moments un peu pâteuses.

Ce malade présente un amaigrissement très-prononcé ; les joues sont enfoncées, les yeux un peu excavés, la voix est faible. Il ne peut marcher quelque temps sans être obligé de s'asseoir. Les nuits sont troublées. Les digestions sont pénibles, et le ventre est le siége de nombreux gargouillements. Les conjonctives et les lèvres sont presque blanches ; la face est pâle, décolorée. Les membres sont très-émaciés, mais il n'y a pas d'œdème du tout, ce qui est d'un très-bon augure. J'ai constaté avant de commencer le traitement la présence d'anguillules vivantes dans ses selles. Ce cas appartient au deuxième degré.

Le 9 août. Quatre selles liquides.

Le 10. Cinq selles liquides, séreuses, verdâtres ; coliques vives, gorgouillements dans la nuit. — Régime usuel : jus de viande ; confiture ; crème de riz ; chlorodyne 15 gouttes dans une potion à prendre en deux fois.

Le 11. Deux selles liquides, très-peu abondantes ; examinées, elles ne montrent plus du tout d'anguillules. Le malade a passé une bonne nuit et n'a pas souffert du ventre.

Le 12. Deux selles moins liquides, en quantité insignifiante.

Le 13. Une selle pâteuse.

Le 14. Une selle moulée ; plus du tout de gargouillements. Le malade accuse une grande sensation de bien-être ; il se sent assez de force pour venir à pied à ma visite.

Le 15. Une selle moulée ; cuisson à l'anus à son passage.

Le 16. Une selle moulée très-dure.

Le 17. Deux selles moulées.

Le 18. Une selle moulée. — Cessé la chlorodyne ; régime :
poisson ; deux œufs à la coque ; crème de riz ; jus de viande ;
vin coupé ; potion : extrait de quinquina, 4 gram.

Du 19 au 31. — Tous les jours une selle moulée.

La face qui était enfoncée se remplit tous les jours ; les forces reviennent rapidement. Le malade, père de famille, obligé
de retourner le 20 septembre en Cochinchine était devenu
sombre et morose ; il est aujourd'hui gai et souriant. Je le
laisse à lui-même en lui recommandant de revenir me donner
de ses nouvelles tous les trois jours et d'éviter dans son régime
les mets indigestes, les crudités, les salaisons.

Il est revenu régulièrement me voir et sa guérison n'a pas
cessé un seul instant ; le 20 septembre l'état général est excellent.

Dans ce cas la guérison a mis quatre jours à s'effectuer ;
c'est la limite ordinaire pour les cas du deuxième degré ; elle
date de trente-sept jours.

LOUBEYRE, Jean-Baptiste
Sergent-fourrier aux équipages de la flotte.

Ce sous-officier est parti pour Saïgon le 20 janvier 1873 ; il est
resté vingt-deux mois sur le vaisseau stationnaire le *Fleurus*.
Il a été atteint quatre mois après son arrivée par la dyssenterie ;
il avait des selles nombreuses, graisseuses, sanguinolentes ; il
entre à l'hôpital où il reste un mois et il en sort bien guéri.
Pendant le reste de son séjour, il n'a plus eu de dyssenterie,
mais la diarrhée a repris plusieurs fois, avec une intensité assez
grande pour le faire entrer à l'hôpital. Il rentre en France sur
le *Tarn* en 1875 ; la traversée est bonne, mais à son arrivée,
ou du moins quelques jours après, la diarrhée s'est de nouveau

déclarée et depuis elle n'a plus cessé. Les selles étaient toujours excessivement nombreuses, de vingt à trente par jour ; le minimum était de quinze. Cependant depuis un ou deux mois il y avait eu une certaine amélioration, et depuis huit jours elles étaient de huit à dix par vingt-quatre heures, liquides, verdâtres. Le lait, essayé à maintes reprises depuis son retour en France, n'avait donné que de mauvais résultats ; il n'était pas du tout digéré, il occasionnait des vomissements et augmentait d'une manière très-sensible le nombre et la mauvaise nature des selles, qui devenaient blanchâtres.

Malgré cette durée très-longue de la maladie et l'abondance des déjections, cet homme a conservé un embonpoint relatif. Il est pâle, les conjonctives sont décolorées, mais on peut dire néanmoins que l'état général est bon. Il n'y a pas d'œdème. Ce cas appartient au premier degré.

Le 12 août. Huit selles liquides, verdâtres. Constaté des anguillules vivantes.

Le 13. Huit selles liquides comme hier. — Régime usuel ; chlorodyne, 15 gouttes, matin et soir.

Le 14. Trois selles molles, plus que pâteuses.

Le 15. Une selle moulée.

Le 16. Trois selles à moitié liquides. Surpris de ce résultat, j'interroge le malade et il me déclare que, ayant mal interprété mes recommandations, il a pris la veille un litre de lait ; aussitôt après avoir pris les premiers verres, il a senti les gargouillements recommencer et dans la nuit il a eu trois selles molles, blanches, formées de grumeaux de lait caillé. Il assure qu'autrefois, quand il avait essayé de prendre du lait, les choses s'étaient toujours passées de la même façon. Je lui recommande formellement de s'abstenir de cette boisson, et dès le lendemain il avait une selle moulée.

Le 18. Une selle moulée, marron foncé.

4

Le 19. Pas de selle. Les forces reprennent rapidement, les conjonctives et les lèvres sont plus colorées. — Suspendu la chlorodyne ; œufs ; poisson ; jus de viande ; crème de riz.

Du 20 au 31. Une selle moulée chaque jour ; parfois un jour sans selle. Amélioration persistante.

Le 1er septembre. Ce malade est obligé de partir pour chez lui où on l'appelle par une dépêche télégraphique, mais il part dans un état excellent. N'ayant pas pu me voir, il a écrit sur mon registre au bas de son observation qu'il partait parfaitement guéri.

Le 18 septembre il m'a écrit et sa guérison ne s'est pas démentie. Ce malade a toujours été réfractaire au lait, il le vomissait et ce qui en passait dans le tube digestif en sortait non digéré. Je possède un très-grand nombre d'exemples analogues, et j'en suis arrivé à croire que si, dans un certain nombre de cas, il donne de bons résultats, il aggrave parfois aussi l'état des malades de telle façon qu'on est obligé de renoncer complétement à son usage.

BOIRON, JEAN
Soldat d'infanterie de marine.

————

Cet homme est arrivé il y a un an de Cochinchine, où il a fait un séjour de six mois. Deux mois après son arrivée dans la colonie, il a contracté la dyssenterie ; les selles renfermaient, au dire du malade, du sang en grande quantité et de la graisse, puis la diarrhée est survenue ; le malade avait alors cinq à six selles par jour. Envoyé à l'hôpital de Saïgon, il y a été traité par le lait. La diarrhée a persisté ; bien plus il l'a eue encore à bord du transport qui l'a ramené en France et pendant les trois mois qui ont suivi son arrivée et qu'il a passés à l'hôpital.

A sa sortie, dit-il, il était guéri, car il n'avait qu'une selle moulée par vingt-quatre heures. Il a donc repris son service. Mais la diarrhée est revenue il y a deux mois, moins forte qu'avant; il n'a depuis ce temps que trois selles liquides par jour.

État général passable. La figure est encore assez colorée, mais elle est beaucoup amaigrie ainsi que les membres. Le malade se plaint d'avoir perdu beaucoup de son embonpoint et de ses forces. Les digestions sont pénibles et s'accompagnent de gargouillements. Ce cas est cependant du premier degré.

Le 22 août. Trois selles à peu près liquides, comme tous les jours, depuis à peu près deux mois. Ces selles sont d'un gris jaunâtre, séreuses; à l'examen, j'y trouve des anguillules vivantes mais très-peu nombreuses. — Chlorodyne 15 gouttes; riz gommé sucré; crème de riz; jus de viande, 200 gram.; confiture.

Les 23, 24, 25, 26, 27, 28, 29. Pas de selle. Le malade accuse une grande sensation de bien-être, qui va augmentant de jour en jour; il n'a plus du tout de borborygmes, ni de coliques; le ventre est souple. Les forces ont repris rapidement; la coloration de la face ainsi que le retour de l'embonpoint se prononcent de plus en plus. — La chlorodyne est suspendue; trois œufs; jus de viande; crème de riz; q. de vin; riz gommé sucré; potion : extrait de quinquina, 4 gram.

Le 30 au matin. Une selle moulée très-dure qui coûte au malade de grands efforts d'expulsion.

Le 31. Pas de selle.

Le 1er septembre. Une selle très-dure, noirâtre. Poids constaté 47 kilog.

Le 2 Pas de selle, ainsi que les 3, 4, 5, 6, 7, 8, 9, c'est-à-dire huit jours sans selle.

Le 10. Une selle moulée. Poids constaté 48 kilog. 500.

Le 11. Pas de selle ainsi que les 12 et 13. Depuis quelques

jours le malade se sent si bien rétabli, qu'il déclare que depuis dix-huit mois il n'a jamais été aussi bien. Il insiste pour que je l'envoie dans sa famille ; je lui accorde son exeat le 16 septembre. Poids constaté ce jour-là 49 kilog. 200.

Ce cas est très-remarquable. Aussitôt après la prise de la première dose, le malade est resté sept jours sans selle ; une autre fois, au dixième jour, il a eu encore une absence de selle de la même durée ; en somme depuis vingt-cinq jours il n'est allé que trois fois à la garde-robe.

BOUTIN, Joseph
Matelot à bord du *Tourville.*

Cet homme est entré à l'hôpital atteint de diarrhée de Cochinchine ; cette affection remonte à 1861 époque à laquelle le malade fit un séjour de quatre années (1861-1865) dans cette colonie. Il a contracté la diarrhée après deux ans de séjour ; au début les selles présentaient beaucoup de sang et de graisse. Revenu en France en 1865, le malade a été traité par le lait pendant six mois, mais il n'est résulté de ce traitement qu'une simple amélioration. Le nombre des selles qui au début était de vingt tomba à quatre, cinq par jour ; les selles étaient généralement demi-liquides, mais exemptes de sang et de graisse. Depuis le malade a eu des alternatives d'amélioration et de rechutes, ces dernières généralement accompagnées d'accès de fièvre contractée en Cochinchine. Actuellement le malade a une vingtaine de selles ; elles sont liquides, jaunâtres et recouvertes d'une sorte de pellicule blanchâtre. Pas d'accès de fièvre depuis quelque temps. L'état d'amaigrissement est considérable. Le visage est assez coloré mais les yeux sont excavés, les joues creuses, les arcades zygomatiques saillantes. Le cou est décharné et les sterno-mastoïdiens font saillie sous la peau. Les côtes et les espaces intercostaux sont fortement accusés. Le ventre est amaigri, creux, ainsi que les membres abdominaux et thoraciques dont les muscles atrophiés font saillie. Quelques coliques; ordinairement nausées fréquentes survenant généralement après les repas. Anguillules vivantes constatées dans les selles. Ce cas appartient aux périodes avancées du deuxième degré.

Le 25 août. 3 litres de lait; potion : opium, 0g,05, extrait de cachou, 1 gram.

Le 26. Depuis son entrée à l'hôpital (hier au soir 3 heures) le malade dit être allé vingt-cinq à trente fois à la selle, dont huit à dix fois cette nuit. — Crème de riz; jus de viande, 200 gram.; confiture; chlorodyne 7 gouttes, matin et soir; riz gommé sucré.

Le 27. Une selle liquide dans les vingt-quatre heures.

Le 28. Deux selles pas tout à fait liquides, peu abondantes, présentant des grumeaux solides.

Le 29. Deux selles très-peu abondantes, à demi liquides.

Le 30. Trois selles à moitié liquides.

Le 31. Deux selles à peu près liquides.

Le 1er septembre. Pas de selle. Le malade accuse une amélioration réelle.

Le 2. Une selle moulée, de couleur marron foncé.

Le 3. Pas de selle. Depuis quelques jours les forces reviennent rapidement; la figure se remplit.

Le 4. Une selle moulée. — Chlorodyne suspendue; 3 œufs; crème de riz; confiture; extrait de quinquina, 4 gram.

Le 5. Une selle moulée de couleur marron. Poids constaté, 52 kilog.

Le 6. Une selle moulée, très-peu volumineuse.

Le 7. Pas de selle.

Le 8, Pas de selle.

Le 9. Une selle moulée très-dure.

Le 10. Pas de selle.

Le 11. Pas de selle. — Les forces reviennent tous les jours. L'embonpoint se prononce de plus en plus. Bien-être remarquable.

Le 12. Une selle très-dure, foncée. — Ce malade pesé ce jour a gagné 2 kilog. 500 ; il pèse 54 kilog. 500 au lieu de 52 kilog.

Le 13. Pas de selle.

Le 14. Une selle moulée.

Le 15. Une selle moulée parfaitement normale. — La figure se remplit. La face se colore de plus en plus. Les forces reviennent rapidement.

Le 16. Pas de selle. Le malade qui, il y a un mois, vacillait sur ses jambes, se sent très-solide ; il promène dans la galerie sans se fatiguer.

Le 17. Pas de selle encore. Poids constaté 55 kilog. 500.

Ce malade se sentant parfaitement remis est envoyé en congé de convalescence. Ce cas du deuxième degré est très-remarquable. La guérison s'est faite en cinq jours. De trente selles qu'il avait eues la veille, le malade est tombé à une seule. L'amélioration a marché avec une très-grande rapidité.

DUBERNET, Pierre
Soldat d'artillerie de marine.

Cet homme séjourne un an et demi en Cochinchine (20 juillet 1876 à janvier 1877) et devient malade cinq mois après son arrivée dans la colonie. Au début les selles contenaient beaucoup de sang et de graisse ; la dyssenterie cessa après un mois et fut remplacée par une diarrhée très-abondante, six à sept selles par jour. Envoyé à l'hôpital deux mois avant son départ, il a été traité par le lait; il s'est produit une amélioration peu prononcée. Arrivé en France, il entre à l'hôpital le jour même de son arrivée, et en sort huit jours après sans être guéri, pour jouir d'un congé de convalescence de trois mois. Pendant ce temps la diarrhée n'a pas cessé; elle a eu à peine quelques périodes de rémission. A son retour, le 5 juin, la diarrhée étant plus forte, il est de nouveau envoyé à l'hôpital; il y reste vingt-six jours et en sort avec une selle par jour, pâteuse. Il retourne à son corps, mais après quelques jours, il est repris d'une récidive très-forte, les selles sont au nombre de neuf à dix par jour.

Le malade présente un facies relativement bon. Il y a de la pâleur des conjonctives et des lèvres; la langue est dénudée sur les bords; mais les joues ne sont pas très-creuses. Les membres sont très-peu amaigris. Cependant ce malade qui s'est pesé à son arrivée en France et avant d'entrer à l'hôpital a constaté que de 74 kilog. il était descendu à 62. Les fonctions digestives sont sérieusement troublées; les aliments occasionnent des renvois très-gênants, des borborygmes. En somme, l'état général n'est pas mauvais. Il n'y a pas d'œdème. Ce cas appartient au premier degré.

Le 26 août, jour de son entrée. Deux selles liquides.

Le 27. Trois selles à peu près liquides. — Régime usuel; crème de riz; jus de viande; confiture; chlorodyne, 15 gouttes, à prendre en deux fois.

Le 28. Pas de selle.

Le 29. Pas de selle.

Le 30. Pas de selle.

Le 31. Une selle moulée.

Le 1er septembre. Pas de selle. Le malade se sent de plus en plus fort; il éprouve une sensation de bien-être toute particulière.

Du 1er au 5. Pas de selle.

Le 3. La chlorodyne est suspendue ; régime : poisson ; deux œufs ; crème de riz ; jus de viande, 200 gram. ; confiture ; potion avec extrait de quinquina, 4 gram. Le poids du malade est de 62 kilog.

Le 5. Une selle très-dure, peu volumineuse, de couleur marron. Le malade se sent très-fort, la coloration de la face revient.

Le 6. Pas de selle.

Le 7. Une selle moulée, noire, très-dure.

Le 8. Pas de selle.

Le 9. Pas de selle.

Le 10. Une selle moulée très-dure.

Les 11, 12. Pas de selle. Le poids du malade est de 62 kilog. 600.

Le 13. Une selle très-dure, très-peu abondante.

Le 14. Une selle moulée.

Le 15. Pas de selle. Régime : café ; quart ; trois quarts de vin vieux ; omelette ; poulet.

Le 16. Une selle moulée.

Le 17. Pas de selle. Ce malade a récupéré tout son embonpoint ; les forces sont intégralement revenues ; la figure est saine et naturelle ; la langue s'est recouverte de son épithélium.

Dans ce cas la guérison a été instantanée. Après avoir pris la première dose, le malade est resté trois jours sans aller à la selle ; dans un espace de vingt jours il n'a eu que six selles très-dures. Il se sent tellement bien rétabli, au bout de ce temps, qu'il réclame son exeat avec insistance ; je le lui accorde.

GARREY, Célestin
Caporal au 4e régiment.

———

Cet homme part pour Saïgon le 20 juillet 1875. Pendant les
deux années qu'il y reste sa santé est excellente; ce n'est qu'à
son retour en juin 1877, à bord de la *Sarthe*, qu'il éprouve les
premiers symptômes de sa maladie, dans les derniers jours de
la traversée. C'était une diarrhée simple, d'apparence bénigne;
il n'y avait que deux à trois selles d'abord, ne contenant ni sang
ni graisse, mais elle augmenta rapidement et nécessita à l'arrivée en France, dans les premiers jours de juillet, son envoi à
l'hôpital. A son entrée à la salle 10, il avait cinq à six selles liquides. Cela dura quelques jours, puis il eut à deux reprises des
accès de dyssenterie peu aiguë avec glaires et filets de sang dans
les selles. Cet état s'améliora beaucoup vers la fin de juillet et le
commencement d'août. Le malade n'avait alors que deux à trois
selles, molles, pâteuses; mais dans la deuxième semaine d'août,
la maladie changea tout à coup de caractère; les selles redevin-
rent très-liquides et tellement abondantes que le malade rem-
plissait chaque jour trois ou quatre vases de 4 litres chacun,
ce qui faisait 10 à 12 litres par jour; ces selles étaient grises,
louches, très-séreuses.

Sous l'influence de cette espèce de diarrhée cholériforme,
profuse, l'état général qui s'était passablement maintenu a dé-
cliné d'une façon effrayante. Le 1er septembre, quand je l'ai
reçu, il était dans un état déplorable. Je l'ai montré à plusieurs
confrères comme une curiosité; on aurait pu littéralement faire
un cours d'ostéologie sur ce sujet. La peau était collée aux os,
dans tous les points; le ventre concave et, chose que j'ai vue
très-rarement, l'espace compris entre le tibia et le péroné,

depuis le haut jusqu'en bas, représentait une longue gout-
tière très-profonde ; les tendons de l'avant-bras se dessinaient
comme les cordes d'une guitare ; le foie disparaît sous les côtes,
il est tellement atrophié qu'on ne retrouve plus sa matité ; la
rate est imperceptible. Les digestions sont passables ; le malade
a un appétit très-vif. Il n'y a pas du tout d'œdème. Il éprouve
dans les jambes des douleurs très-vives, surtout la nuit, qui le
réveillent souvent.

Malgré cette diarrhée si effrayante par son abondance, malgré cet amaigrissement inouï, ce malade présente un air calme
et tranquille ; sa figure n'est pas anxieuse ; les lèvres et les conjonctives de même que les joues sont encore un peu colorées ;
bref, de l'examen approfondi de ce malade, je conclus que son
état est moins grave qu'on pourrait le croire au premier abord
et qu'il est au deuxième degré, et même à une phase peu avancée de cette période.

Traitements antérieurs : laudanum ; cachou ; chloral ; sirop
diacode ; extrait de quinquina ; fer réduit ; bismuth ; sucre de
lait ; régime : viande crue, soupes de riz, de semoule ; jus de
viande. Aucun de ces remèdes ne paraît avoir donné de bons résultats ; les observations manquent du reste complétement ; sauf
au moment de l'emploi du sucre de lait, pendant lequel on
a signalé une rechute aiguë avec selles mucoso-sanguinolentes.

Le 1er septembre, jour où il est arrivé dans ma salle. Trois
selles liquides représentant 5 litres de liquide, provenant seulement de la nuit. — Chlorodyne, 20 gouttes ; riz gommé sucré ;
crème de riz ; jus de viande ; confiture.

Le 2. Pas de selle.

Le 3. Pas de selle. Le malade accuse un appétit vorace.

Le 4. Une selle moulée, foncée. — Sur ses instances réitérées
je lui accorde 1 litre de lait.

Le 5. Une selle pâteuse. — J'apprends que le lait qu'a pris le malade était aigre et qu'aussitôt après il a eu cette selle demi-dure ; je supprime le lait.

Les 6, 7. Pas de selle. Les douleurs que le malade avait dans les jambes ont à peu près complétement disparu ; il y a encore un peu de gêne dans les genoux. Il se sent beaucoup mieux, les nuits sont calmes.

Le 8. Pas de selle. — Suspendu la chlorodyne : tisane vineuse ; potion : extrait de quinquina, 4 gram. ; deux œufs à la coque ; soupe de riz au lait ; jus de viande ; d. de vin vieux.

Les 9, 10, 11, 12, 13. Pas de selle. Le malade sent de plus en plus ses forces revenir ; il a un appétit vorace ; les couleurs de sa figure s'accentuent de plus en plus. Dans la nuit du 13 au 14, un accès de fièvre se déclare : frissons, chaleur, suivie de transpiration abondante.

Le 14 au matin. Une selle moulée très-dure, foncée. Dans la nuit du 14 au 15, nouvel accès de fièvre.

Le 15 au matin. Pas de selle. — Prescription : vineuse (bis) ; potion avec extrait de quinquina ; sulfate de quinine, 0ᵍ 60 ; régime : beefsteak ; œufs ; vin de Malaga ; café au lait ; biscuit.

Le 16. Pas de selle. La fièvre a été beaucoup moins forte.

Le 17. Pas de selle. Pas d'accès de fièvre.

Le 18. Pas de selle. Accès de fièvre moins fort.

Le 19. Pas de selle. Un accès très-léger.

Le 20. Pas de selle. Accès très-atténué.

Cet homme est encore très-maigre, quoique beaucoup moins qu'avant ; la figure a repris surtout un aspect sain et naturel, elle s'est beaucoup colorée. Le moral du malade est beaucoup meilleur. Je le laisse à l'hôpital pour achever sa convalescence ; elle sera bien plus longue que chez les autres, vu l'amaigrissement inouï auquel il était arrivé. Il lui faudra au moins encore un mois pour récupérer tout ce qu'il a perdu, mais je ne doute pas que sa guérison soit complète comme celle des autres.

Je disais, dans le mémoire que j'ai précédemment publié, que l'œdème plus ou moins généralisé constituait une contre-indication formelle au traitement par la chlorodyne. Depuis j'ai eu à traiter deux malades qui présentaient cette complication et les résultats que j'ai obtenus ont beaucoup modifié ma manière de voir à cet égard.

Je suis arrivé à conclure que l'œdème ne contre-indique le traitement que dans certains cas ; quand il y a ascite, parce qu'alors la suppression brusque des selles, en enlevant à l'économie une source de dérivation utile, amène une augmentation de l'hydropisie péritonéale et peut déterminer des symptômes graves de suffocation.

Dans les cas où l'œdème est considérable, étendu à tout le corps, et où la face est pâle, boursouflée, le sang est tellement pauvre et dissous qu'il ne pourra jamais fournir les matériaux nécessaires à la cicatrisation de la plaie intestinale. La diarrhée s'arrêtera pendant quelques jours, mais les selles d'abord moulées redeviendront pâteuses et puis liquides au bout d'un certain temps. L'amélioration momentanément obtenue ne se maintiendra pas, la guérison sera incomplète ou même nulle; de sorte que le soulagement fugace que le malade éprouve n'équivaut pas à l'avantage qu'il pourrait retirer d'un traitement reconstituant bien suivi.

En dehors des conditions précédentes, quand l'œdème est peu considérable, limité aux membres inférieurs, si la face n'est pas trop pâle, si le sang n'est pas trop profondément altéré, on peut en toute confiance employer la chlorodyne. La guérison sera moins rapide, mais elle ne sera pas moins complète, ainsi que le prouvent les deux observations que je cite plus loin.

Voici la façon dont les choses se sont passées sur le premier malade : au début, la guérison a marché absolument comme dans les cas ordinaires, les selles ont été suspendues aussitôt pendant sept jours, puis elles ont été moulées et très-dures ; cependant, au lieu de persister dans cet état, comme cela a toujours lieu en l'absence de cette complication, elles sont devenues moins fermes, puis molles, puis pâteuses, étalées dans le fond du vase ; mais elles ne sont pas devenues liquides et, en somme, la diarrhée n'a pas repris sa gravité primitive. Le temps pendant lequel les selles ont conservé cet état pâteux a été pour le malade en question de quatre jours ; après, les selles sont redevenues moulées, de sorte qu'il n'y a eu qu'une interruption passagère de l'amélioration.

Chez le deuxième malade cette interruption n'a pas existé ; il est vrai de dire que l'œdème était très-peu prononcé, qu'il n'existait guère qu'aux malléoles et ne se montrait que le soir. Les selles, supprimées le premier jour, sont restées toujours moulées les jours suivants ; mais un symptôme qui n'a manqué chez aucun d'eux, c'est une diurèse très-marquée. Ils accusaient des urines excessivement abondantes ; l'envie d'uriner les forçait à se lever la nuit ; le liquide excrété était clair, transparent et absolument semblable à l'eau. Cette diurèse a débuté vers le troisième ou le quatrième jour et a été en s'atténuant jusqu'à disparition complète de l'épanchement. Ces urines si abondantes provenaient non pas des boissons, car ces malades ne prenaient qu'une pinte de riz gommé sucré, mais des liquides infiltrés dans le corps qui s'écoulaient par la voie rénale. La preuve en est fournie, du reste, tant par la décroissance constante de l'œdème, que l'on pouvait suivre pour ainsi dire heure par heure, que par la diminution considérable de poids que subissait le sujet, par suite de l'écoulement de cette masse de liquide qui était répandue dans le tissu cellulaire. Le premier sujet a perdu en huit jours 2 kilog.

L'amélioration, malgré le ramollissement des selles, ne se démentait pas ; les forces revenaient, l'œdème disparaissait et

la peau se colorait davantage. Quand l'œdème était complétement disparu, les selles redevenaient moulées et la guérison
était aussi complète que dans tous les cas ordinaires.

Le ramollissement des selles que j'ai observé dans ces deux
cas trouve une interprétation très-rationnelle : la plaie intestinale, n'étant plus entretenue par les parasites, tend à se
cicatriser très-rapidement, mais encore faut-il pour cela qu'elle
reçoive du sang les matériaux nécessaires. Dans les cas sans
œdème le sang, quoique très-appauvri, possède encore sa composition normale ; il a encore sa plasticité et il est susceptible
de fournir aux frais de réparation de la plaie intestinale ; la
cicatrisation se fait immédiatement. Au contraire quand il y a
de l'hydropisie quelque limitée qu'elle soit, aux malléoles par
exemple, le sang est toujours plus ou moins dissous ; l'eau y
prédomine sur les matières albuminoïdes ; il est fluide, incolore.
C'est du reste par suite de ces qualités qu'il transsude à travers
les mailles des tissus et pénètre dans les espaces cellulaires.
Dans cet état, il est inapte à fournir les matériaux nécessaires
à la réparation de la plaie de l'intestin. Il se forme bien d'abord
une cicatrice, mais elle est si fragile qu'elle ne tarde pas à se
rompre ; la muqueuse, n'étant plus dès lors recouverte d'une
couche protectrice d'épithélium, recommence à laisser filtrer la
sérosité, mais beaucoup moins abondamment. Par suite de cette
transsudation les selles qui étaient d'abord moulées, pendant la
période passagère de cicatrisation, redeviennent pâteuses et
molles.

La persistance de l'état dur des selles dans le deuxième cas
s'explique par ce fait que chez lui l'œdème était très-léger. Le
sang était dissous, mais beaucoup moins que dans l'autre et il a
pu fournir d'emblée à la plaie intestinale les matériaux d'une
cicatrice solide et durable.

Il se passe à la surface de la plaie intestinale exactement ce

que l'on observe dans les plaies atoniques chez des sujets débilités, dont le sang pâle et décoloré ne contient presque plus d'é-
léments plastiques. Il y a aussi parfois formation d'une cicatrice
très-mince, qui est emportée, de sorte que la suppuration reprend de nouveau. Un traitement reconstituant peut seul amener la guérison ; le sang régénéré est alors en état de fournir les
éléments d'une cicatrice solide et résistante.

Le peu de durée de cette destruction de la cicatrice, pendant
laquelle les selles sont molles, trouve aussi une interprétation rationnelle. Dès que la diarrhée est supprimée, l'absorption reprend
avec énergie, le sang récupère ses éléments plastiques avec tellement de rapidité qu'il se trouve bientôt en état de réparer les
pertes de substance de l'intestin qui, n'étant plus irrité par les
parasites, a une grande tendance à se guérir ; la cicatrisation se
fait alors. Elle est assez solide et résistante pour ne plus être
enlevée ; la muqueuse, recouverte d'une couche protectrice,
cesse de sécréter ; les selles deviennent moulées et la guérison
marche comme dans les cas ordinaires.

Quant à cette diurèse salutaire que l'on observe, elle s'explique aussi très-bien : dès que le sang reçoit les principes plastiques et minéraux qui entrent à l'état normal dans sa composition,
il se débarrasse rapidement de l'eau qu'il contenait en quantité
exagérée et cette eau s'en va par l'émonctoire naturel de l'économie, par les glandes rénales.

La destruction de la cicatrice, le ramollissement des selles
étant dus à ce que le sang est trop pauvre et trop dissous, il est
évident qu'il faut employer tous les moyens qui peuvent favoriser la restauration du sang. L'absorption très-énergique, qui se
fait dès que la diarrhée est supprimée, arrive seule à atteindre
ce but, mais néanmoins il est très-utile de seconder cette tendance naturelle et de donner au malade, dès qu'on le peut, des
aliments réparateurs. Dès que la première semaine est passée,

on prescrira des œufs, du jus de viande, ou même de la viande rôtie, à condition qu'il la mâche suffisamment pour la réduire en une véritable bouillie, du vin vieux coupé, de l'extrait de quinquina, des préparations ferrugineuses, des tisanes vineuses.

Je cite à l'appui des considérations précédentes les observations des deux malades que j'ai eu à traiter et qui présentaient cette complication.

Le nommé Brincin, Auguste, soldat au 2ᵉ de marine, a séjourné dix-sept mois en Cochinchine (de novembre 1875 à mai 1877). Quatre mois après son arrivée il a été atteint de dyssenterie aiguë, suivie de diarrhée chronique persistante, compliquée d'accès de fièvre paludéenne très-fréquents. Depuis son retour, il est à l'hôpital; la maladie a été beaucoup atténuée; il a eu des selles moulées, mais tous les huit ou dix jours; il y a eu une récidive; le sujet présente une pâleur très-remarquable de la face et des téguments qui ont tout à fait la teinte de la cire vieillie et jaunie. La face et les membres sont infiltrés, boursouflés et mous. A la partie inférieure des jambes il y a eu pendant un mois un écoulement continu de sérosité par des ouvertures qui s'étaient faites spontanément. Aujourd'hui l'œdème a beaucoup diminué; il est surtout sensible autour des malléoles, où la pression du doigt produit un creux très-prononcé.

Dans les premiers jours du mois d'août il a eu une récidive très-grave, d'apparence cholériforme, caractérisée par des selles excessivement nombreuses, louches, et une dépression alarmante. Elle a duré un jour entier, puis a fait place à la diarrhée simple.

L'état général est dominé par cette anémie, cette dissolution du sang. La diarrhée est atténuée depuis une quinzaine de jours, mais les selles, quoique moulées, n'ont pas l'aspect naturel, la dureté de l'état normal. Le malade ne se sent pas revenir ses forces et a conscience lui-même que sa guérison n'est pas complète. En effet, le 22 août il y a eu une récidive aiguë. Malgré l'œdème que je savais déjà être une condition défavorable, je me résolus à lui appliquer le traitement ; je constatai ce jour-là des anguillules vivantes dans ses selles.

Le 22 août. Cinq selles liquides, jaune-verdâtre, spumeuses ; coliques vives. — Chlorodyne, 15 gouttes ; riz gommé sucré ; crème de riz ; jus de viande ; confiture.

Les 23, 24, 25, 26, 27, 28. Pas de selle, c'est-à-dire pendant sept jours.

Le 29. Une selle moulée, noirâtre, très-dure. — La chlorodyne est suspendue ; trois œufs ; jus de viande ; poisson ; crème de riz ; confiture ; potion : extrait de quinquina, 4 gram.; riz gommé sucré. — Depuis le commencement du traitement l'œdème diminue chaque jour, il se manifeste surtout le soir. Les chairs sont plus fermes, moins boursouflées. La face a une teinte rosée manifeste. Le malade se sent bien plus fort.

Cette diminution de l'œdème coïncide avec une diurèse très-abondante ; le malade se lève plusieurs fois la nuit pour uriner ; il remplit dans la journée un vase qui contient quatre litres de liquide. La fréquence de la miction ne s'accompagne ni de gêne, ni de douleur. L'urine est claire, transparente, absolument comme une eau limpide ; elle ne précipite rien ; les acides et l'ébullition n'y forment pas de coagulum ; cette diurèse dure depuis quatre ou cinq jours.

Le 29. Le malade pèse 52 kilog.

Le 30. Pas de selle.

Le 31. Une selle moulée un peu moins dure que les précédentes. — Je diminue alors un peu son régime, en supprimant le poisson et un œuf, je lui prescris du café, le matin, et du fer réduit, 0g05 à chacun de ses repas.

Le 1er septembre. Pas de selle.

Le 2. Pas de selle.

5

Le 3. Une selle pâteuse, surtout dans les dernières portions.

Le 4. Une selle pâteuse, mais moins que celle de la veille.

Le 5. Pas de selle.

Le 6. Une selle moulée, très-dure, d'une expulsion difficile, noire. Malgré l'état pâteux des selles qui a duré quatre jours, l'amélioration de l'état général n'a pas cessé de s'accentuer ; la face prend de plus en plus un air naturel, sa teinte rosée s'accuse de plus en plus. Le malade se lève et se promène dans la journée. Il n'y a plus du tout d'œdème ; la diurèse persiste, mais elle a diminué d'une façon sensible. Ce malade pesé il y a huit jours se trouve peser 50 kilog , soit 2 kilog. de moins. Ce résultat n'a rien de surprenant; le liquide infiltré dans les tissus qui s'échappe par les voies urinaires fait perdre au malade une quantité considérable de son poids.

Les 7, 8. Pas de selle.

Le 9. Une selle moulée.

Le 10. Pas de selle.

Le 11. Une selle très-bien moulée. Les forces reviennent rapidement ; l'œdème disparaît ; la face se colore de plus en plus. Les jambes ne sont plus du tout enflées. Le malade éprouve une sensation de bien-être particulière qu'il n'a jamais eue depuis longtemps.

Le 12. Pas de selle.

Le 13. Une selle parfaitement moulée.

Le 14. Une selle tout à fait normale.

Le 15. Pas de selle. L'amélioration ne se dément pas. Le malade, qui vacillait il y a quinze jours sur ses jambes, se promène facilement. La face est colorée et naturelle. Les urines continuent à être abondantes; elles sont encore claires et limpides. La miction se fait huit à dix fois par jour.

Le 16. Pas de selle.

Le 17. Une selle moulée. Poids constaté 52^k 200. Ce malade se sentant très-bien remis demande à être envoyé dans sa famille pour achever sa guérison ; je ne puis le lui refuser, mais je lui donne des conseils sur le régime et les soins qu'il aura à suivre pendant son congé.

Le nommé Guérin, 2e maître voilier, fait deux voyages sur les transports, le *Tarn* (1874), la *Corrèze* (1875), et contracte la diarrhée à bord du deuxième quelques jours avant l'arrivée à Toulon. De deux à huit selles par jour, diarrhéiques d'abord, puis mucoso-sanguinolentes. Embarqué sur le *Richelieu* il est pris d'une crise aiguë. Envoyé du golfe Juan à l'hôpital, 20 juin 1876, il y reste dix-huit jours, la diarrhée se réduit à deux selles. Congé de trois mois, juillet, août, septembre; tout le temps trois selles liquides, malgré un traitement lacté bien suivi. A la fin de son congé, il rentre à l'hôpital, y reste huit jours, puis va de nouveau en congé de deux mois. A son retour, janvier 1877, il est mis en disponibilité; il continue le régime lacté qu'il n'a pas cessé depuis six mois ; les selles restent liquides au nombre de deux à trois. Le 20 juillet récidive aiguë due à ce que le malade a mangé des fruits. Il entre encore à l'hôpital et y reste trente-cinq jours. Le traitement suivi a été : lait, 3 litres ; thériaque, 4 gram.; eau de chaux, 40 gram. La diarrhée ayant diminué, le régime est augmenté : œufs; soupes de semoule, de riz au lait. Sous l'influence de ce régime il a une à deux selles pâteuses dont les premières portions sont moulées et les dernières étalées. Cet état était très-satisfaisant; le malade, avant qu'on lui eût donné le régime précédent, pesait 43 kilog.; à sa sortie, il pesait 52 kilog., c'était donc 9 kilog. qu'il avait gagnés. Mais sa guérison est incomplète; il a encore de l'œdème des jambes, il est faible, les digestions sont mauvaises. Toutefois depuis quelque temps les gargouillements ont cessé.

Il sort de l'hôpital, 5 septembre, va à sa caserne et fait diverses courses dans la journée sans cependant prendre autre

chose que du lait. Le lendemain matin il avait eu trois selles
à peu près liquides, accompagnées de borborygmes qui l'avaient
empêché de dormir.

Il se présente à ma visite et je constate que son état correspond, malgré quelques symptômes défavorables, au premier
degré de la maladie.

Le facies est relativement bon. La figure et les membres sont
peu amaigris. Les conjonctives et les lèvres sont pâles, la langue
est modérément dépouillée. Les symptômes les plus défavorables sont un œdème léger des malléoles, qui n'apparaît que le
soir et à la suite d'un exercice. En outre ce malade à certains
moments est suffoqué, il lui semble que l'air lui manque ; en
l'auscultant je reconnus que son poumon présentait un peu
d'œdème pulmonaire. Malgré cela je pensai, vu la légèreté de
l'infiltration et l'aspect satisfaisant de la face, que le traitement
aurait chez lui une grande efficacité. Je le lui appliquai selon la
formule ordinaire le 6 septembre, c'est-à-dire le lendemain
de la crise dont j'ai déjà parlé.

Le 7 septembre. Pas de selle. Dès les premières doses,
l'amélioration a été très-prononcée ; les douleurs dont le malade
souffrait aux malléoles ont complétement disparu ; la suffocation est moindre ; les gargouillements ont cessé. Il ne sait
comment me dépeindre la sensation de force physique et de
bien-être qu'il éprouve.

Le 8. Une selle moulée, très-dure. L'amélioration s'accentue
encore.

Le 9. Une selle moulée. Le malade a très-fréquemment
uriné depuis hier ; il a rempli deux vases ; l'urine était claire
et limpide comme de l'eau.

Le 9. Une selle moulée. Les urines sont encore très-abondantes ; l'œdème n'a plus reparu aux malléoles. Plus du tout
de suffocation.

Le 10. Une selle moulée, dure, foncée. Le malade sent qu'il devient plus fort de jour en jour ; la figure se colore et se remplit. Il vient de la Valette où il habite pour me témoigner toute sa satisfaction.

Le 11. Une selle moulée.

Le 12. Une selle moulée. — La chlorodyne est suspendue; œufs; poisson ; crème de riz ; confiture ; jus de viande ; potion : extrait de quinquina, 4 gram. — Tous les symptômes morbides ont complétement disparu; les urines sont moins abondantes.

Le 13. Une selle moulée.

Le 14. Une selle moulée.

Le 15. Pas de selle.

Le 16. Une selle moulée. Ce malade, se trouvant parfaitement rétabli, cesse de venir à ma visite comme les jours précédents. Je lui recommande de suivre encore le régime auquel il est pendant quatre à cinq jours, puis de se remettre à la nourriture ordinaire en ayant soin de bien mâcher ses aliments. Je considère cette précaution comme essentielle pour mes convalescents. Il m'a promis de revenir me voir de temps en temps pour me donner des nouvelles de sa santé et je ne manquerai pas de les faire connaître à mes lecteurs.

Les observations précédentes et trois autres cas que j'ai eus dans ma pratique, où la guérison a été plus ou moins entravée par l'hydropisie limitée aux membres, ou la séreuse péritonéale ou généralisée, démontrent l'influence fâcheuse de cette complication. Dans les cas où l'œdème est léger, le sang étant peu altéré, l'absorption qui s'opère énergiquement dès que les parasites sont détruits a vite régénéré ce fluide, lui a rendu sa plasticité; la guérison a été rapide ou n'a été entravée que pendant un temps très-court. Au contraire, dans les cas où, l'œdème étant généralisé, le sang est profondément altéré, cet

effort réparateur ne peut suffire ; le sang reste dissous, la
guérison échoue plus ou moins complétement. Ce résultat est
dû d'abord, comme je l'ai déjà dit, à ce que le sang ne peut
fournir les matériaux nécessaires à la plaie intestinale pour se
cicatriser, mais aussi à ce que par suite de sa fluidité excessive
il tend à transsuder constamment à travers les mailles des
tissus et, par cette espèce de filtration interne, entretient l'écoulement séreux qui constitue la diarrhée ; de sorte que, la cause
déterminante essentielle étant supprimée, les parasites étant
détruits, il reste encore un autre élément de persistance de la
diarrhée, c'est la dissolution du sang. Cet état du sang n'inter-
vient pas seulement dans le cours de la diarrhée pour contri-
buer à sa persistance, il paraît jouer encore, à l'origine de la
maladie, un rôle de cause prédisposante très-marqué. Étant
donné un certain nombre de colons arrivés en même temps
dans la colonie, ceux qui résistent le plus longtemps aux atteintes de la diarrhée sont toujours ceux qui ont une constitution robuste, un sang riche et coloré, ceux qui ont enfin tous
les attributs d'un tempérament sanguin ; plusieurs présentent
même une immunité complète. On en trouve aussi des exemples parmi les personnes qui, arrivant dans la colonie, pleines
de confiance dans leur force, continuent à mener le même
genre de vie qu'en France, prennent toutes les distractions
qu'on peut trouver dans le pays, se promènent à cheval ou en
voiture, se nourrissent bien et usent des excitants auxquels
elles étaient habituées. Au cercle de la maison Wan-Taï où
j'étais reçu cordialement, grâce à mes relations amicales avec
le président Bernard, j'étais frappé de la bonne figure de tous
les membres qui le fréquentaient, et de la rareté extrême des
cas de diarrhée que j'y constatais. Je leur manifestai ma sur-
prise et tous me dirent que la raison en était qu'ils menaient
joyeuse vie, passaient leur soirée à jouer au whist, au billard,

à se rafraîchir, donnaient de temps en temps des fêtes, des bals, des soupers fins; de la sorte ils maintenaient leurs fonctions dans un état parfait; le sang bien renouvelé ne s'appauvrissait pas, et ils étaient à l'abri des atteintes de la diarrhée. A ceux qui trouveraient bizarre cette explication, je répondrai qu'un médecin en chef de la marine dont le nom illustre est connu de tous, M. Lalluyaux-D'Ormay, professait cette opinion lui aussi. Sans imiter les membres du cercle, il avait conservé les habitudes de la vie européenne; sa table était la meilleure table de Saïgon et il en faisait les honneurs. En menant ce genre de vie, il avait pu braver impunément le climat de la Cochinchine et, après un séjour très-prolongé dans cette colonie, il est retourné en France, jouissant encore d'une santé parfaite.

Au contraire ceux qui arrivent à Saïgon avec une constitution molle, dont le sang est déjà appauvri et dissous soit naturellement, soit par suite de maladies antérieures; ou bien ceux qui, par suite de la peur de contracter la diarrhée, se renferment chez eux, se privent de toutes les distractions, retranchent de leur régime une foule de mets qu'ils croient nuisibles, et tous les excitants qu'ils prenaient auparavant, ceux-là ne tardent pas à être victimes de l'affection endémique. Leurs fonctions cessent de bien s'exécuter; faute d'exercice, faute d'aliments réparateurs, le sang s'appauvrit et se dissout; sous l'influence de la congestion que déterminent les piqûres des parasites et leur aspiration, ses principes liquides filtrent à travers la muqueuse intestinale et la diarrhée s'établit.

La fréquence de la diarrhée, la rapidité de son explosion chez les sujets débilités, opposées à sa rareté et à son développement tardif chez les sujets robustes et sanguins, sont des preuves incontestables que la dissolution du sang est une cause prédisposante très-réelle et très-efficace. Toutefois il ne faudrait pas lui attribuer une importance exagérée; elle reste toujours subordonnée à la cause essentielle déterminante, à la présence des parasites. Si dans certains cas elle paraît manifestement favoriser l'explosion de la maladie, dans d'autres on ne saurait invoquer son intervention; quand à bord d'un navire des messageries, qui ne reste à Saïgon que vingt-quatre heures et qui ne fait que monter et descendre la rivière; quand sur le transport de l'État, qui ne reste que quinze à vingt jours en rivière, un ou plusieurs hommes sont atteints de la diarrhée, souvent parmi les plus valides, on ne peut l'attribuer qu'à l'introduction et à la fixation des parasites. Donc ceux-ci peuvent déterminer la production de la diarrhée en dehors de toute autre cause adjuvante; ils constituent la cause déterminante essentielle, constante, immuable, tandis que l'anémie et la dissolution du sang ne constituent qu'une cause prédisposante, dont l'absence n'empêche pas le développement de la maladie.

Toutes les observations que j'ai reproduites dans ce travail et dans le précédent sont la copie exacte des feuilles de clinique rédigées par les médecins en sous ordre de mes salles. Je n'ai pas même voulu faire disparaître les incorrections qui avaient glissé sous leur plume, et les répétitions auxquelles exposent des notes prises au lit du malade chaque jour et sans suite. Dans les cas que je consigne dans ce travail, la guérison a été encore plus rapide que dans ceux du premier; la constipation a été beaucoup plus prolongée. J'attribue ce résultat à trois causes; la première, c'est que j'étais arrivé à avoir une surveillance beaucoup plus exacte de mes malades pour le régime; la deuxième, c'est que j'ai employé au début de la chlorodyne imparfaite : c'était le produit obtenu par le procédé indiqué dans Nysten, tandis que celle dont je me suis servi pour les derniers cas est le remède préparé par M. Mainard, dont j'ai parlé dans ma précédente brochure et qui réunit toutes les qualités qu'on peut demander à la chlorodyne; enfin je crois devoir aussi attribuer une partie de ce résultat à ce que, à ces derniers malades, j'ai donné 15 gouttes de chlorodyne par jour, pendant toute la première semaine. Cette continuation de la dose primitive, loin d'être nuisible, me paraît avoir eu une influence très-heureuse sur la marche de la guérison. Aussi je l'ai adoptée chez les nouveaux malades qui sont venus me voir ces jours-ci : chez tous la diarrhée s'est arrêtée avec une rapidité surprenante.

On pourrait croire qu'en élevant encore plus les doses on aurait des résultats encore meilleurs, mais cela ne me paraît pas résulter des expériences que j'ai faites. J'ai essayé sur plusieurs malades des doses très-élevées, 30 gouttes par exemple; il n'y a eu aucune sensation désagréable; l'effet anti-diarrhéïque a été le même, mais les sujets ont présenté des symptômes de narcotisme peu intenses, mais pénibles. Cela n'a rien de surprenant si on considère la quantité considérable de morphine que le remède renferme quand il est bien préparé.

En somme je crois qu'il serait non-seulement inutile mais nuisible d'employer de hautes doses. Du reste en donnant 15 gouttes par jour, et pendant huit jours, on obtient des résultats surprenants et si parfaits qu'il est difficile d'admettre qu'on puisse obtenir mieux en élevant le nombre de gouttes. C'est là le juste milieu entre les doses insuffisantes et les doses exagérées, susceptibles de produire des phénomènes d'intoxication. Aussi crois-je devoir l'adopter définitivement. Chez les enfants les doses doivent être diminuées proportionnellement à l'âge ; elles peuvent aller de 4 à 15 gouttes.

Plusieurs personnes de la ville répandent le bruit que la

chlorodyne guérit dans certains cas et échoue dans d'autres. Je suis en mesure de prouver que dans tous les cas où je l'ai appliquée, qui s'élèvent au nombre de quarante-trois, je n'ai eu d'insuccès qu'à la suite d'écarts de régime plus ou moins graves, tels que ceux que je cite dans ma première brochure; dans deux cas où il y avait ascite ou œdème considérable et généralisé; enfin dans un cas au troisième degré, très-avancé, où la diarrhée, supprimée au début, a reparu ensuite, mais avec beaucoup moins d'intensité. En dehors de ces cas, où l'insuccès ne saurait être mis à la charge du remède, j'ai vu constamment la diarrhée arrêtée après deux à cinq jours.

Ce principe de la guérison constante et rapide de la diarrhée par la chlorodyne, qui est établi par un nombre aussi respectable d'observations, ne saurait être infirmé par les prétendus insuccès constatés par les adversaires de ce remède. Les malades dont ils parlent ont été traités en dehors de mes conseils, avant la publication de ma brochure, alors qu'on ne connaissait pas encore les règles du traitement, par des personnes qui les ignoraient et qui étaient même étrangères à l'art médical. J'ai la preuve certaine que plusieurs fois la chlorodyne a été administrée sans rien changer au régime, en négligeant les précautions les plus élémentaires et les contre-indications que j'ai signalées; c'est dire qu'on a accumulé tous les éléments qui devaient faire échouer le remède.

Des insuccès obtenus dans des conditions pareilles ne peuvent pas être opposés sérieusement à la série des guérisons que je présente. Du reste le monde médical fera bientôt justice de ces objections; le jour est proche où la chlorodyne sera appliquée par tous mes confrères de la marine. Beaucoup de ceux à qui j'ai envoyé ma brochure m'ont promis de l'essayer dès qu'ils en auront l'occasion. La plupart de mes chefs soit de Toulon, soit des autres ports, m'ont adressé des éloges et m'ont offert leur appui bienveillant. Monsieur le vice-amiral ministre de la marine et des colonies a daigné m'adresser une lettre de remercîments et m'annoncer que ma brochure allait être soumise à l'appréciation du conseil supérieur de santé de la marine. Enfin je vais faire une expérience publique à laquelle je convie tous ceux de mes confrères qui voudront être convaincus. Grâce à la bienveillance des membres du conseil de santé de la marine de Toulon, auxquels j'offre ici l'expression de ma reconnaissance très-respectueuse, j'ai obtenu l'autorisation de traiter par la chlorodyne, dans les salles de l'hôpital Saint-Mandrier, tous les malades qui vont arriver par la *Corrèze*. J'ai obtenu aussi d'avoir sous mes ordres un personnel médical suffisant pour mettre mes observations au niveau des derniers progrès de la science et pour constituer une galerie de témoins imposante.

Toutes mes opérations seront contrôlées par un officier supérieur du corps enseignant de la marine, de façon que les résultats que j'obtiendrai présentent toute l'authenticité désirable. Cette épreuve décisive, que j'ai sollicitée moi-même, je l'affronte sans la moindre appréhension. Je me fais fort devant un nombre indéfini de malades, d'indiquer ceux qui peuvent être guéris et ceux qui ne le seront pas ; puis, parmi les premiers, de fixer à un jour près le moment où ils auront des selles moulées.

Quand les applications que m'ont promises mes confrères et mes chefs, ainsi que l'expérience publique de l'hôpital seront faites, les preuves en faveur de la chlorodyne afflueront de toute part. Le jour où, par suite de leur accumulation, elle sera universellement acceptée, je considérerai ma tâche comme terminée; je me retirerai de l'arène où je lutte depuis plusieurs mois, avec la satisfaction d'avoir rendu un service à l'humanité souffrante.

TABLEAU JOURNALIER

DU TRAITEMENT PAR LA CHLORODYNE

Le traitement à la chlorodyne se compose de deux périodes bien distinctes de huit jours chacune. Je crois utile, pour éviter toute erreur d'interprétation, soit aux médecins qui l'appliqueront, soit aux malades qui se traiteront eux-mêmes, de donner un tableau de la répartition de la journée dans ces deux périodes.

PREMIÈRE PÉRIODE.

7 heures du matin. Une assiette de crème de riz.

9 heures. Chlorodyne, 7 gouttes.

10 heures. Une assiette de crème de riz; 100 grammes de jus de viande; 50 grammes de confiture de coings.

2 heures de l'après-midi. Chlorodyne, même dose que le matin à 9 heures.

5 heures. Même repas que le matin à 10 heures.

Dans la journée pour boisson : tisane de riz gommé sucré, 1 pinte.

On n'oubliera pas d'agiter le flacon avant de verser la chlorodyne; on mettra un doigt d'eau dans un verre à fond plat, puis on agitera vivement et on avalera le mélange d'un trait.

La crème de riz doit être faite à l'eau, l'ébullition sera suffisamment prolongée pour que le produit ait la consistance d'une colle un peu fluide. On pourra, selon le goût du malade, y ajouter du sucre ou un peu de fleur d'oranger.

Si l'appétit du malade est très-vif, on pourra augmenter la quantité des aliments précédents, mais sous aucun prétexte on n'en donnera d'autres.

Le malade aura de la flanelle sur le ventre ; il doit éviter les courants d'air et garder la chambre, où il pourra faire un exercice modéré.

DEUXIÈME PÉRIODE

1er jour. Crème de riz ; confiture ; jus de viande ; crème ou flan ; deux œufs mollets ; quart de vin coupé ; café léger, le matin. Potion avec extrait mou de quinquina, 4 gram., sirop d'écorces d'oranges amères, 30 gram., eau distillée, 150 gram. à prendre par cuillerées dans la journée ; tisane vineuse sucrée.

2e jour. Même régime ; deux soupes maigres, au tapioca, au sagou ou de riz au lait. Même prescription.

3e jour. Même régime. Même prescription.

4e jour. Même régime avec addition de poisson, ou, si on ne peut s'en procurer, de blanc de poulet ; demie de vin. Même prescription.

5e jour. Même prescription. Même régime.

6e jour. Même prescription. On peut alors commencer à donner de la viande rouge rôtie au malade, du bœuf particulièrement.

7e et 8e jour. Même prescription. Même régime.

Quand les malades commencent à prendre des aliments solides, poulet, poisson, viande rôtie, ils doivent les couper en petits morceaux et les mâcher jusqu'à ce qu'ils soient réduits en une véritable bouillie. Ils constitueront alors un bol d'un contact doux qui ne blessera pas l'intestin à son passage.

Les repas seront au nombre de deux pendant cette période, à 10 heures et à 5 heures ; le café léger sera donné le matin vers 7 heures.

Au dix-septième jour on donnera au malade le demi-quart de pain, avec un régime réconfortant dans lequel on pourra faire entrer, selon le goût du malade, les viandes blanches, poisson, poulet; les viandes rouges, rôties, à peine cuites; les œufs, les omelettes; les soupes de riz, de tapioca, de salep; on leur recommandera encore de bien mâcher tous leurs aliments. On ne leur épargnera pas les vins vieux; les malades les plus faibles se trouvent bien de prendre 60 gram. de vin de Malaga. Puis quand on aura par ces moyens tâté la susceptibilité de l'intestin, on donnera vers le vingt et unième ou vingt-deuxième jour le quart avec régime, puis la demie avec ration entière de vin. Il est bon de continuer l'extrait de quinquina jusqu'au vingt-cinquième jour.

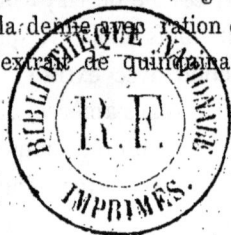

www.ingramcontent.com/pod-product-compliance
Lightning Source LLC
Chambersburg PA
CBHW050610210326
41521CB00008B/1187